48 hours to a healthier life

ウイークエンド、自然食で
疲れた心身をリセットする

48時間浄化法《リフレッシュメント》

月曜日の目覚めが、グンと変わります！

スージー・グラント［著］
藤野邦夫［訳］

風雲舎

読者の皆さんへのご注意

医師の治療を受けている人、生活習慣病の人、アレルギー反応のある人、若すぎる人や高齢の人、および妊娠中の女性、妊娠予定の女性、母乳で保育中の女性は、本書の浄化法を実行するまえに、医師の専門的なアドバイスを受けてください。本書ではハーブ、精油（エッセンシャルオイル）、食品、飲料水を活用する浄化法を勧めます。

また、本書の食品の分析は、イギリスの製品が主体となっています。日本のばあいの細かい点は、自分で調べるなり専門家に相談するなりしてください。

《監修者から》

あなたのからだが本能的に求めているものを探す

中田　良（日赤医療センター消化器内科部長）

「ブルーマンデー症候群＝月曜病」という言葉をご存知でしょうか？

多くの人は、休日明けに憂鬱《ゆううつ》な気分を実感しています。月曜日に、精神的および身体的状態が最悪となる人が多いのです。わが国の研究では、「脳卒中の発症は月曜日がもっとも多く、特に働き盛りの四〇～五〇代でその傾向が高い」という報告もあります。土日のレジャー疲れや、週明けに仕事を再開するストレスが影響しているのではないかと考えられています。つまり心身ともに、もっとも消耗しがちなのが月曜日なのです。

それではどうすれば良いでしょうか。

この本は、〝週末浄化法〟ともいうべき、そのためのヒント集となっています。日常のストレスから生じる心身のダメージを修復する、いわば予防医学的「代替医療」の提案の書なのです。本書には、週末に身体的な疲労を蓄積することなく解消し、週明けの精神的ストレスを軽減する方法が多数紹介されています。みなさんは漠然《ばくぜん》とではあっても、それなりの自衛策を講じていることでしょう。私も週末には、日頃の睡眠不足を一気に解消しようとひがな一日ごろごろしていたりしますが、あまり建設的とは言えません。何か有効で、かつ現実的な方法があれば実践する気持ちは充分にもっています。そうしたなかでこの本を読んだ時、そこで提起されている魅力的で理論的な手法にはいくつもひかれました。なかには必ずしも科学的根拠に基づいたとまではいえないものもありますが、みなさんが実行可能で気に入った（納得できた）方法をまずは試してみてはいかがでしょう。

わが国の近代医療は西洋医学にかたよっていますが、世界的には東洋医学や伝統医療をも含めた代替医療への関心が高まっています。わが国においても、早期発見医療から予防医療への方向転換が叫ばれるなか、国民的健康志向とも相まって代替医療への注目度は年々高まっているのです。

この本は代替医療的手法の一端を、分かりやすく実践できるように上手にまとめているので、大変参考になるだけでなく、実際にやってみたくなります。

この本が推める自然食のように、無農薬で自然の農法で作られた（ビタミンやミネラル等の栄養成分が昔なみに豊富な）野菜や穀類を摂取すれば、より健康体になれそうです。

子供の頃、父が〝玄米食〟に凝《こ》っていたことがあり、辛気臭い玄米を食べさせられて悲しかった想い出があります。今でもぴかぴかに輝く〝銀シャリ〟は大好きですが、歳を経るにしたがい、家内が健康のためにと炊《た》いている〝七分つき健康米＋五穀米〟なるものの滋味も分かるようになりました。きっとからだが自然に欲するようになったのでしょう。

本書に出てくるリノレン酸を含む「アマニ油」は使ったことはありませんが、リノレン酸は「エゴマ油」にも豊富です。風味も癖《くせ》もあまりなく、でき上がった料理に少し垂《た》らすと、こくが出て美味《おい》しくいただけます。私は冷やっこにも少し垂らします。エゴマは胡麻《ごま》ではなく紫蘇《しそ》の類で、韓国でもエゴマの葉は日常的な健康食です。ある料理屋のご主人が「僕はこれで一カ月五キロ痩《や》せました」というので、私も早速購入し、食卓に常備しました。

一方で、診療を通して日ごろ実感していることは、近年の日本人の肉体的な変化です。花粉症人口の増加、風邪《かぜ》を引きやすく、なかなか改善しないなど、以前になかった状況が生まれていることです。これは近代農法のせいばかりでなく、オゾン層の破壊やチェルノブイリ原発事故等、全世界的な環境破壊・汚染の結果ではないかと思います。心とからだは一体ですので、近年のストレス社会がもたらした影響も大いにあると思います。

本書の「リンパ系を刺激すれば、免疫力が高まる」という話は、〝なるほど！〟と思いました。実は私も一〇年来ひそかに、ここにも紹介されている「ハイドロセラピー」的手法を実践してきました。ある時、温泉で長時間入浴し、ほてったからだを冷水シャワーにしばらく晒《さら》してみました。すると、それまで溜《たま》まっていた心身の消耗がうそのように消え、逆に爽快《そうかい》な気分となり、呼吸もしやすくなるという体験をしました。以来、ひそかに毎朝温かいシャワーでからだを洗った後、冷水シャワーを数分間浴びることを習慣にしています。真冬の水道水は息ができないほどに冷たいので気が進まない日もありますが、修行僧が滝に打たれるイメージでがんばってきました。それ以来約一〇年、仕事に支障をきたすような風邪を引いたことがありませんし、毎朝気分も新たにポジティブな一日が始められます。「冷水シャワー」で体調が良くなったり気分が爽快になる理由は、「心身へのストレスにより乱れた自律神経が、冷水の刺激で〝リセット〟され、正常の反応を取り戻した」結果ではないかと私なりに分析しています。このように、「リンパ系への刺激で免疫力が高まる」という話は納得できました。

現代社会は氾濫《はんらん》する情報であふれかえっています。

「管理社会」「IT社会」と称され、ますます加速する状況の変化に充分な対応ができず、心身ともに消耗している人々が増える一方です。仕事上のストレスは個々の状況で異なり、それぞれの性格により受け止め方、処理の仕方も異なります。精神的な消耗は、必要に応じてカウンセリングを受けることなども有効でしょうが、まずは自分でコントロールする工夫が必要です。

本書の著者はイギリス人ですから、内容すべてをわが国にそのまま当てはめることはできません。しかし多くの人が漠然《ばくぜん》と不安に感じ、何とかしなければと思っているそのスタートとして利用していただければ良いと思います。

この本でも繰り返し述べられているように「あなた（あなたのからだ）が本能的に求めているもの」を自分で発見することはとても大事だと思います。消耗した心身にいかにして安らぎを与え、リフレッシュした状態で明日からのストレス社会を生き抜くか、そのための手法を身につけてください。そして自分にあったより良い方法を開発するのが賢い選択となるでしょう。

この本はそのきっかけとヒントを与えてくれるテキストのひとつです。ここに示された内容をもとに、あなたの生活環境や感性に合わせた「週末浄化法」を実践すれば、あなたの人生はきっとポジティブに展開しはじめるものと確信しています。

カバーイラスト――朝倉めぐみ
カバー装幀――山口真理子
本文イラスト（大）――シギハラサトシ
本文イラスト（小）――おかめ家ゆうこ

《はじめに》

神経とからだを使う人たちのために

先進文明圏では、はたらきざかりの男性や女性に突然死がふえている。理由は過労やストレスや、それを理由とする心理的な抑圧や生活習慣病などにあるのだろう。しかし、ここでもっとも問題になるのは、どの国のデータを見ても、突然死が月曜日に集中することである。それを防ぐには、ウイークエンドをいかに生かして、からだと心のリフレッシュメントをはかるかということにつきるのではないだろうか。本書では、この問題を集中的に考える。

自分のことを最初に話せば、三〇代のわたしは大酒飲みで、チェーンスモーカーのTVジャーナリストだった。そのころ、母親が六一歳で急死したのである。それまでの彼女はとても元気で、太りすぎていること以外に、健康問題がありそうに思えなかった。六〇歳からタバコを吸いはじめ、少しも運動しないで、おいしいものがあれば、いくらでも食べていた。思えばそれが、わたし自身の姿でもあったのである。

わたしは近親者の死を悲しむと同時に、いつか自分も母親のあとをたどることになると直観した。それがわたしの目をさまし、自分で自覚的な健康管理をしようとする合図になった。わたしはまず、栄養セラピストになる勉強をした。そして食習慣を変えるだけで、健康状態が一変することに気がついた。この経験は記事を書いたり、放送でしゃべったりするときに役だった。

しかし、いろいろと研究を進めるうちに、からだの健康状態と心の健康状態が、密接な関係をもっていることがわかった。そうだとすれば、両方をいっしょに改善しようとするのが、もっとも賢明な考え方になるだろう。この考えは、ライフスタイルを改善しようという結論に結びついた。そこで、わたしは世界のさまざまな健康法を勉強した。とくに、何千年と伝えられた東洋の知恵に、自然なすぐれた方法があることを知った。

わたしはもちろん、山の頂上に住んでいるわけではないし、修行僧のような厳格な生活を送っているわけでもない。毎日、からだと神経を酷使して必死にはたらき、ワインも飲んでいる。それでも、ウイークエンドに食品を制限し、「小休止」するだけで、また月曜日から元気ではたらこうという気分になる。健康のために、苦しいことや辛いことをしようとしても、長くはつづかない。そこでわたしは、この「48時間浄化法《リフレッシュメント》」を書いて、自分が苦しまないで健康になった成果を伝えたいと思うようになった。

わたしの浄化法でいう48時間とは、土曜日と日曜日のことである。しかし、この時間の幅をもう少し長くとって、目がさめている48時間と考えていただければ、効果はさらに高まるだろう。つまり、金曜日の昼から月曜日の昼までのあいだということである。

もちろん、これだけの時間では太もものセルライト（皮下脂肪に走る筋目）はとれないし、からだがスリムになるわけでもない。しかし、週末にちょっと努力するだけで、心もからだも健康になり、希望に満ちた月曜日を迎えることができる。本書はとくに神経を使うビジネスマンや、キャリアウーマンの心身の健康を中心に考えられている。この浄化法で、土曜日と日曜日のあいだに心とからだの活力を回復し、月曜日からまた元気にはたらいていただきたい。

この本の最大のメリットは、経費のかかる高級療養所なみのヘルスプラニングを、自宅で快適にできることにある。この方法には経費がかからないだけでなく、時間に制限がないので、好きなときに実行することができる。必要な道具は、スーパーでもどこでも手にはいる品物だし、ニンジンジュースだけでがまんしなければならないこともない。

ふだんのあなたは、好きなときに好きなものを食べ、好きなときに眠ればいいだろう。ただ、土曜日と日曜日にちょっと努力するだけで、健康な生活をすることができる。あなたの生活が忙しければ忙しいほど、48時間浄化法《リフレッシュメント》が必要になるだろうし、効果もあがるだろう。48時間努力するだけで、つぎの一週間を明るくすごせれば、こんないいことはないだろう。

この本には短期的な目標と、長期的な目標がある。短期的な目標のほうは以下のとおりである。

☆さらに軽やかな、イキイキした気持ちをもてること。

☆もっとよく眠れること。

☆理想的な体重になれること。
☆もっと活力を身につけること。
☆感情のバランスをとること。
☆顔色をよくすること。
☆もっと明るい考え方をすること。
☆ストレスをへらすこと。
☆消化力を高めること。

さて、長期的な目標のほうは、たったひとつしかない。

それは年をとっても、いい体調を維持して、健康に暮らせるようにすることである。ガン、心臓病、糖尿病、関節痛、生活習慣病、更年期障害のような老化にともなう病気を避けようと思えば、早いうちに手を打っておくのが、今日の医学界や社会の常識となっている。

48時間浄化法《リフレッシュメント》《目次》

3章　水分をたっぷりとることが大切

4章　危険性のある食品をとらないようにしよう

5章　代わりになる食品を食べるようにしよう

6章

リンパ系を刺激してやろう

15章

排出ルートについて考えよう

16章

ウイークエンドの計画を立てよう

付録

1章 自然に栄養をとるという考え方

自然に栄養をとろうとする「自然栄養摂取法」は、ダイエットとは関係がない。それにダイエットが長つづきしないことは、多くの人の知るとおりだろう。この本では週末に、心身にプラスになる最高の栄養を、できるだけ多くとることを考える。

だれでも知っているように、生命の基本になるのは細胞である。細胞はわれわれのからだだけでなく、精神（頭のはたらき）と感情（心のはたらき）も支配する。だからなにより、細胞が健全にはたらく環境をととのえることが大切になる。

どのようにして細胞に活力をあたえるか

われわれのからだは、約六〇兆個の細胞からできている。こうして見ると、人間は細胞の巨大なかたまりである。驚くべきことに、これだけの細胞のひとつひとつが、すべてかけがえのない仕事をしている。細胞はウイルスやバクテリアの侵入を防ぎ、毒素や老廃物を排出し、一時間に平均して九〇億個の赤血球をつくりだす。また古くなった細胞は、たえず新しい細胞といれかわる。たとえば、目の細胞は48時間で完全にいれかわる。

細胞は、細胞膜という脂肪質の壁にとりかこまれている。細胞膜は狭い格子を通して、小さな栄養素や物質をとりいれる。細胞はたがいに交信しあって、ストレス、痛み、毒物の侵入、幸福感の情報まで伝えあう。この交信がスムーズにいかなくなると、細胞のはたらきのペースが落ちて、必要な仕事ができなくなる。そうなると、われわれは少なくとも便秘、腹部のはり、肌のトラブル、頭痛などを体験し、悪くすれば病気になるだろう。48時間浄化法《リフレッシュメント》では、細胞のはたらきをよくするために、以下のような九つの方法を実行する。

1・電解質のバランスをとる

「電解質《でんかいしつ》」とは、細胞を通じて電流を伝えるミネラルのことである。細胞は車のバッテリーのように、たえず電荷《でんか》（電場《でんば》をつくったり、磁場《じば》をつくったりする電気現象のもとになるもの）に関係する。ただ車とちがうところは、細胞が二四時間はたらきつづけることである。この電解質のバランスがとれていれば、からだの調子はいいにちがいない。

非常に単純にいえば、四つのミネラルが細胞の健康を最適にたもって、体液と電解質のバランスをとっている。それは「ナトリウム」「カルシウム」「カリウム」「マグネシウム」のことであり、この四つのバランスがくずれると、細胞レベルにストレスや機能不全がおきることがある。日常的に健康であるためには、この四つのミネラルが完全に調和して、細胞にではいりしていなければならない。理論的にいえば、マグネシウムとカリウムはおもに細胞内にあり、カルシウムとナトリウムは細胞の外側になければならない。

カルシウムとマグネシウムは、いっしょにはたらいて血液、神経、筋肉、身体組織を調節し、ナトリウムとカリウムは電荷をつくる手助けをする。また電荷のほうは、筋肉と神経をフル稼働させる。以上の仕事をとどこおりなく進行するには、四つのミネラルが細胞膜を通ってスムーズに移動している必要がある。そうすれば、つねにからだ全体が浄化されて、適切なバランスがたもたれる。

ところが現代の食事では、カルシウムとナトリウムは豊富にとれても、マグネシウムとカリウムが深刻に不足する。だから体内の循環とバランスが完全でないことが多く、そうなると細胞のはたらきが悪くなって、十分に浄化できなくなる。これから述べる浄化法では48時間にわたって、マグネシウムとカリウムの豊富な食品をとり、カルシウムとナトリウムの豊富な食品をひかえて、細胞の電解質のバランスを改善する。しかし、カルシウムとナトリウムも自然なかたちで十分にとるから、心配することはまったくない。

2・よりすぐれた栄養摂取を考える

われわれの食生活は、この五〇年で、過去の二〇〇〇年間より大きく変化した。工業化された時代になって、多くの食品は原料の見わけがつきにくいほど変化した。今日、工業的に処理される食品は精製され、塩・砂糖・油脂で強い風味をつけられて、何か月も保存できるようになっている。

この高脂肪・高タンパク質の食事で、われわれの身長も体重もふえ、からだは頑丈そうになったが、健康になったとはかぎらない。国連のＷＨＯ（世界保健機関）によれば、一〇年ごとに病的な肥満、糖尿病、心臓病が倍増しているという。

歴史的に見れば、人類は狩猟・採集を基本とする放浪生活からスタートした。そして一万年前ごろまでは、いまの野生動物のように季節的な移動をしながら、手近にある食べ物を食べていた。こうしてエネルギーをたくわえておいて、敵の攻撃を撃退したり逃げたり、獲物を殺したりする暮らしをしていたのだろう。それでも、イノシシやシカのような動物や魚は、毎日はとれなかったにちがいない。

古代の人類は食べ物を見つけるたびに、少しの量を食べわけていたのだろう。ひとにぎりのナッツ類やシード（種）が健康な脂肪分になり、わずかなフルーツやベリー類が手っとり早い糖分の補給になったのだろう。また、生《なま》の植物は炭水化物になったわけである。しかし科学者たちが証明したように、古代人たちは長命ではないが健康なからだをもっていた。たしかに事故や伝染病や出産で死ぬことがあっても、いまのように多くの人たちが、ガンや心臓病で亡くなることはなかった。古人類学者たちが証明したように、かれらは頑丈な骨格と筋肉質のからだをもつ健康体だったのである。

この48時間浄化法《リフレッシュメント》では、われわれは「狩猟民族」より「採集民族」になって、生の新鮮な食品と少量の穀物をとり、動物性食品をとらないようにしよう。また、できるだけ季節の旬の食品と、自分の住む土地の近くでとれた食品を食べるようにしよう。

3・からだを清浄にしよう

解毒《げどく》とは、仕事を休むようなものであり、からだはそのおかげで清浄になる。それは機械を掃除して油をさし、より長くもたそうとするようなものだろう。からだは体内にとりいれた食物を消化するために、エネルギーを使用する。消化器官を休ませれば、そのエネルギーは細胞や組織に転送される。すると、細胞や組織は浄化されて回復する。

この浄化のはたらきで、リンパ液や血液や器官は、老化したり病気にかかったりした細胞や、不必要な化学物質を排除することができる。新しい健康な細胞が成長するにつれ、組織が再生しはじめて、生命力や免疫力や病気にたいする抵抗力を強くする。

4・もっと水分をとろう

細胞の七五パーセントは水でできている。それだけに、細胞は水分を必要とする。48時間浄化法では、水はもっとも重要な必需品となる。水分がなければ、免疫力も十分にはたらかない。

科学者は、われわれが脱水状態にあるので、もっと水を飲まなければならないといっている。スコットランドのアバディーン大学の生物医学部講師で、補水《ほすい》の専門家であるスーザン・シレフス博士は、つぎのようにいっている。

「ちょっとした脱水症状でも、頭痛、脱力感、反応の鈍さに結びつくことがある。長期的に見ると、脱水症状は知能のはたらき、腎臓《じんぞう》、心臓血管系に問題をおこすだろう」

とにかく、もっと水を飲むようにしよう。

5・良質の脂肪をとるようにしよう

「必須脂肪酸《ひっすしぼうさん》」（ＥＦＡｓ）は細胞膜をつくりあげ、健康状態に大きく作用する。それはまた、細胞が酸素、体液、老廃物、ウイルスなどを管理する方法を調節する。

細胞のなかにはレセプター部位があり、「インスリン」のようなホルモンや、「セロトニン」のような不可欠の神経伝達物質《しんけいでんたつぶっしつ》を受けとることができる。必須脂肪酸が不足して、細胞膜が固くなりすぎると、こうした化学物質が細胞内にはいりこめないので、メッセージを伝えられなくなる。その結果は悲惨なことになるかもしれない。ここでは、ふたつの例をあげておこう。インスリンのバランスがくずれると、低血糖《ていけっとう》によるエネルギーの低下がおきることがあり、セロトニンが不足すると、うつ病になることがある。

からだに必要なふたつの必須脂肪酸に、「リノレン酸」（オメガ3）と「リノール酸」（オメガ

6）がある。そもそも必須脂肪酸は体内でつくれないので、食品からとるしかない。ところが現代の食生活では、ほとんどの人にオメガ3を中心とする必須脂肪酸の深刻な不足がおきている。大量のオメガ3がなければ、脳細胞、目、副腎《ふくじん》、神経のはたらきが阻害される。また必須脂肪酸がなければ、からだは「プロスタグランジン」をつくることができない。健康に欠くことのできないプロスタグランジンは、血圧、代謝《たいしゃ》、神経インパルス、免疫力に影響し、炎症を抑えるはたらきをする。

だから週末の浄化法では、必須脂肪酸の摂取量を確実に高めるようにしたい。

6・自然の光をたくさん浴びよう

すでに書いたように、細胞はメッセージを伝えあっている。細胞はこの仕事のために、色彩と明かりを必要とする。色彩と明かりはまた、あなたの気分を一新する心理的な効力をもつ。

体内の細胞が受けとる化学的なメッセージに「メラトニン」がある。脳はわれわれが浴びる陽光の量に応じて、このホルモンを生産する。メラトニンはまた、「いい気分の」ホルモンである「セロトニン」の誘導体《ゆうどうたい》になる。日中の明るいあいだ、脳の松果体《しょうかたい》はごく少量のメラトニンしかださないが、暗くなると分泌量をふやし、眠る準備をする体内時計の手助けをする。しかし、朝になるとまたメラトニンの生産量がへり、このサイクルがくり返される。陽光が強ければ強いほど、暗くなったときに多くのメラトニンがつくられるし、よく眠れば眠るほど気分は爽快《そうかい》になる。

それに自然の明かりが不足すると、メラトニンの生産量が落ちるので、日の短い冬のあいだ、多くの人が季節的な感情障害やうつ病にかかりやすくなる。松果体はまた、時差のある土地へ旅行したときに混乱する。だから、旅行先でできるだけ明るい光のなかにいれば、時差ボケを小さくする効果があがる。

われわれの細胞にあるメラトニンはまた、からだのホルモンのバランスをとり、免疫力を強めるはたらきもする。つまり細胞のはたらきを助けようと思えば、48時間浄化法のあいだ、できるだけ明るい光のなかにいるようにしよう。

7・よりすぐれた呼吸法を学ぼう

われわれは一分間にほぼ一六回呼吸し、一日に約一万三五〇〇リットルの空気を利用する。しかし意識的に深い呼吸をして、細胞に十分な酸素を供給しようとする人はほとんどいない。酸素がなければ生命を維持できないし、少なくともエネルギーを維持することはできない。この週末には呼吸法を学んで、酸素を最大限にとりこみ、脳と細胞を健康にして、エネルギーを高めるようにしよう。

8・ストレスの解消を考えよう

水や良質の脂肪とおなじく、ストレスもまた細胞のはたらきに関係し、最適の健康状態を妨げる。体外のさまざまな刺激は、体内に大きな打撃をあたえて、細胞のストレスになることがある。好ましくない人間関係、はたらきすぎ、運動不足、運動のしすぎなどは、いずれもストレスの原因になる。ストレスは体内のすべての細胞と健康に影響し、とくに消化に関係する。

　動物は危険を感じとると、「戦うか逃げるか」するときに必要な「アドレナリン」というホルモンを分泌する。最古の人類も、このような仕組みを生かして、はげしい運動に耐えながら生きのびてきた。そして現代人も、おなじ仕組みを受けついでいる。ところが現代の生活では、神経が緊張しても、戦ったり逃げたりしないことに問題がある。つまり蓄積されたアドレナリンが、悪いはたらきをする結果になる。

　アドレナリンは数多くの面で、われわれのからだに劇的に作用する。たとえば、心臓の鼓動数や呼吸数をあげ、新陳代謝《しんちんたいしゃ》を促進する。それと同時に、膀胱《ぼうこう》や腸に供給される血液の量を少なくする。これらはいずれも、つぎのはげしい運動にたいする、からだの準備態勢にほかならない。

　このようにストレスは、腸に影響して消化不良や食物アレルギーの原因になり、ときには食中毒の原因になることもある。大きな心配事があると食欲がなくなるのも、ストレスのせいである。現代の生活では、ストレスをどう切りぬけるかが、健康を維持するキーになる。ストレスを解消しないで放置しておくと、免疫系のはたらきが弱まり、ガンのような生活習慣病や、動脈硬化などに結びつきやすい。

ストレスを切りぬけるには、心理的な対策や食事のほかに、運動がベストの方法のひとつになる。かつてのわれわれの先祖たちは、畑をたがやしたり、植物を栽培したり、とりいれをしたりと、たえず動きまわっていた。これからは週末になったら、適度の運動を心がけることにしよう。運動は精神面にも大きく作用する。

9・心からリラックスしよう

ストレスを解消するには、リラックスすることがとても有効である。われわれは一般に長い労働時間に耐え、ウイークデーのあいだ息をつくまもなく、はたらきつづけている。これでは細胞も組織もからだも、緊張を強いられつづけるだろう。日にせめて一〇分か二〇分でもリラックスできれば、夜間の長時間の睡眠とおなじくらいの効果があがり、細胞の再生に役だつだろう。

この週末の健康プランでは、十分な休養をとることを、なによりも優先しよう。それは自然にもどろうということである。われわれはこうしてはじめて、月曜日からの活気に満ちた生活を迎えることができる。

2章

48時間浄化法《リフレッシュメント》ではどんな準備をするか

48時間浄化法《リフレッシュメント》をはじめるときには、一か月間つづけるか、半年間つづけるかというようなことを考える必要はない。無理なことはいっさいしないで、自然のままに任せておけばいいだろう。ただ、以下の五つの条件をはっきりさせておく必要がある。

☆**だれと**——48時間の解毒プランを、いっしょにしたい相手がいるか。
☆**なにを**——なにをやめるのがいいか、なにをへらすほうがいいか。
☆**なぜ**——このプランを実行する気になった理由が、とても大切である。
☆**どこで**——起きている48時間を、どこですごすか。
☆**いつ**——がまんを最小にし効果を最大にするには、いつからはじめるのがベストか。

だれといっしょにするのがいいか

48時間浄化法の効果をあげようとすれば、もちろん、ひとりで実行するのがベストだろう。それに、ひとりでいればよけいな気を使わなくてすむので、頭を休めることもできる。しかし、なかには相棒がいたほうが楽しくやれる、という人もいるだろう。さらには家庭もちのばあい、夫婦でとりくんだほうが長つづきするかもしれない。

あなたがシングルライフを送っていて、相棒がほしければ、親しい友人の部屋か自分の部屋でいっしょに浄化法を試みることができる。あるいは家族から離れた仲間同士で、どこか安あがりの場所を借りて、いっしょにとりくむ方法もある。ひとり暮らしをしている親元にいって、いっしょに試みてみるのもいいだろう。家族をつれてどこかへいき、ふだんできないフィッシングなどをするのも悪くはないだろう。このプランでは自炊《じすい》をすること以外、それぞれの好みで、どんなアレンジメントをしてもよいだろう。

ただこのとき、だれを相手にするかというのが重要な問題になる。金曜日の夜に、

「ちょっと、いっぱいやろうじゃないか」

と、心をまどわすようなことをいう相手を選んではいけない。また、よけいな気を使わない相手であることも大切である。ヨレヨレの部屋着を着て素顔をさらけだし、腸の調子をストレートに話しあえる相手でなければならない。しかし、この機会に新鮮なセックスライフを送ろうとすると、計画はうまくいかないだろう。ここでは自然体でいくことが重要だが、目的は心身のリフレッシュメントにあるからである。

しかし、だれとはじめるかを、いますぐ決めなければならないことはない。それはこの本を読んだあとで、ゆっくり考えればいいだろう。

なにをやめればいいのだろうか

なにをやめればいいかを考えるときに、よけいな苦労をする必要はない。ふだんの生活で、なければ耐えられないものや、つらい思いをすることを探しだせばいいからである。ここでは嗜好品《しこうひん》にかぎって考えてみよう。わたしの経験では、わずかな人たちがシード類やナッツ類、飲用水、フルーツ、野菜などをあげる。しかし、たいていの人はパン、パスタ、チョコレート、コーヒー、アルコール飲料をあげる。なかにはタバコ、炭酸飲料、アイスクリーム、スナック菓子などをあげる人たちもいる。

いまのあなたに心やからだの問題があれば、このような嗜好品が大きく関係しているかもしれない。どうしてもほしい嗜好品を少しへらして、それで頭痛やむくみがとれたり、肌の荒れが軽くなったりすれば、それに原因のひとつがあったことがわかる。だからといって、いきなりやめると、かえってストレスが強まるだろう。

ここで有効な対策は、元気のある日を選んで、少し量をへらしてみることである。それで少しずつへっていけば、土曜日と日曜日に完全にシャットアウトしても、そんなに苦痛ではなくなるだろう。たとえばあなたに、たっぷりの砂糖とミルクをいれた紅茶を一日に六杯から八杯もとる習慣があるとしよう。そのばあいは、つぎのような方法がある。

最初の一週めに砂糖の量を半分にし、二週めには一週めの半分の量にしてみよう。三週めになったら、砂糖の量を二週めのさらに半分にし、四週めには完全にいれないようにしよう。五週めにミルクなしにトライできれば、紅茶を飲む回数もへっているだろう。しかし大切なのは、紅茶をやめることでなく、砂糖の依存症を断ち切ることにある。大量の砂糖や人工甘味料をへらせば、健康な生活をめざす第一歩になるにちがいない。

タバコの本数やアルコールの量をへらすのがつらければ、つらいときに水分をとるようにしよう。ここでは、ふつうの水でも炭酸水でもかまわない。もちろん、人工的な風味や甘味をつけた飲みものは避けなければならない。水分をとれば、マイナスに作用する嗜好品をへらせるだけでなく、からだにもプラスになるだろう。こうした自己管理に成功すれば、48時間浄化法の効果も、ずっと期待できるようになる。

このプランを実行する理由

48時間浄化法の目的は、神経とからだを休ませてストレスを解消し、その効果を細胞と組織のレベルにまで波及させることにある。つまり、からだから害になる条件をとりはらって、不安のない明るい生活を送れるようにすることである。それだけでなく、この方法で「聞く」「見る」「味わう」「ふれる」「においをかぐ」という五感のはたらきを回復することも期待できる。

この一〇〇年間の科学は、感覚のはたらきを、個々の感覚器官ごとに別々にとらえてきた。しかし、このような研究方法に限界があることがわかったのは、わりと最近のことである。認知神経科学者で心理学者のチャールズ・スペンス博士は、「感覚の秘密」というレポートでつぎのように書いている。

「われわれは室内にいる時間の九〇パーセントを、TVを見たり、パソコンのまえにすわったりしてすごしている。そして、触覚と嗅覚というもっとも重要なふたつの『感情にかかわる』感覚を無視している。このアンバランスは、われわれの健康と幸せな生活に、否定的な影響をあたえる」

博士はまた五感はバラバラでなく、調和してはたらくといっている。それなのに二一世紀の人間は五感を生かさないで、視覚と聴覚に負担をかけすぎて苦しんでいるというのである。

この研究を読むと、個々の感覚器官を大切にすれば、健康な生活にプラスになることがわかる。触覚や嗅覚のような使われていない感覚器官の育成に少しの時間をかければ、現実に生産性と実効性を向上させることができるかもしれない。だから悪びれることなく、いい香りのする浴槽でくつろぎ、からだをもみほぐして、それが健康に役だつことを自覚しよう。しかし、無視されていた感覚を刺激するには、TVを消す必要がある。

われわれのなかには、TVや携帯がないと生きていけないと思っている人たちがいる。わたしもそのひとりだったが、わずか48時間がまんするだけで、体調と生活が大きく変わることがわかった。ふだんの生活で、ストレスを強めてエネルギーを弱める日用品に、どんなものがあるか考えてみよう。

試みにTV、携帯、電話、ラジカセ、パソコン、ファックス、車、腕時計を気にしない48時間をすごしてみよう。家ではこうした品物がなくても、そんなに困らないことに気づくにちがいない。ほんの少しまえのわれわれは、そうした道具にたよらなくても、満足して暮らしていたのである。モバイルも電子メールも、たしかに現代の生活を飛躍的に便利にした。しかし、そのためにどれほど神経とエネルギーを使い、ストレスをふやしているかを考えてみよう。もちろん、こうした便利な道具を生活のなかから締めだすことはできない。大切なのは、週末だけ締めだして、心とからだを休めようということにある。

週末がせまったら、ストレスをへらす方法がある。

☆どんな天気でも、一日に一〇分間だけ、明るい時間に戸外を早足で歩く。

☆一日に一〇分間だけ、考えもせず、なにもしないでだまってすごす（ひとりになるのに、そのほうがよければ、バスタブにゆっくりつかっていてもよい）。

☆一日に一〇分間だけ、よけいな雑音のはいらない環境で、料理や庭仕事のような、なにか手を使うことをする。
☆一日に五分間だけ、ストレッチをする（本書の10章を参照）。
☆一日に五分間だけ、乾布摩擦《かんぷまさつ》をする。

どんな場所ではじめればいいのだろう

「だれといっしょにするのがいいか」の項でふれたように、あなたの心を開放できて、よけいな気を使わない場所なら、どんなところでもいいだろう。条件は自炊ができて、食事をコントロールできればいいだけである。夫婦ですごそうとすれば、ふたりで相談すればいいだろう。わたしのばあいは、なにもかもそろっていて、住み慣れた自宅がいちばんいい場所だった。しかし、たまには海に近いバンガローを借りることもある。

どこが効果的かを考えたければ、TVも携帯も切って、五分間、心をからっぽにしよう。そして、一枚の紙と筆記用具を用意して円を描き、円の外周に七本の線を引きだしてみよう。最後に円のなかに「ウイークエンド」と書きこみ、あとは深く考えずに心に思い浮かぶことを、七本の線の先に書きつけてみよう。「心のマッピング」と呼ばれる連想ゲームのようなこの方法は、なにかを学んだり決断したりするときに意外な力を発揮する。この方法で、自分でも気づかなかった心の底の願いを発見できるかもしれない。

いつからはじめればいいか

へらす必要のある食品が多ければ、苦しまずにへらすには時間がかかる。だから、事前に計画を練っておかなければならない。そのためには季節もふくめて、スタートするタイミングが重要になる。この浄化プランでは、どんな人にも苦しんでほしくないからである。積極的に気持ちが乗らないと、効果のほうもあがらないだろう。しかし、水分を多くとるような提案を実行できれば、つぎの計画にも着手しやすいだろう。

季節でいえば、春は新しいことをはじめるのに適切な時期である。からだに活力がついてくるので、新しい食品をとりいれる解毒計画もはじめやすい。48時間浄化法で体調がよくなれば、睡眠のパターンも変わるにちがいない。

夏が近づいてくれば、脂っこい料理を避けたくなるので、解毒法をとりいれるチャンスになる。体力があるので、ちょっとした苦痛にも耐えやすいだろう。

秋は食生活の変化を受けいれやすい季節である。それに、春とおなじく効果があらわれやすいので、積極的にとりくめる。この時期に、からだを十分に浄化しておけば、寒い季節になっても、風邪やインフルエンザを防げるだろう。

冬になると体温をあげるための多くのエネルギーと、充電のための睡眠時間を必要とする。

つまり、たっぷり眠るよう心がけなければならない。多くの人は新年から、なにかをはじめようとする。しかし寒い季節には、ただでさえ劣悪な環境やウイルスとの闘いに体力を消耗する。あなたがどの季節にはじめようと、季節ごとの食事計画が中心になる。それを理解するには、巻末付録の「レシピ」（208ページ）を参考にしていただきたい。

あなたは驚くかもしれないが、月の満ち欠けもまたスタートのタイミングに関係する。月のサイクルは潮の満ち引きとおなじく、われわれの生活のリズムに深く関係する。産院は満月の夜に出産率があがることを知っているので、事前に準備をととのえる。満月の前後に、体調の変化を自覚する人たちが多いだろう。なかには、ちょっと体重がふえることに気づく人たちもいる。

月のサイクルは、からだの浄化にも微妙な効力をもつ。たとえば新月の時期には、からだは生活の変化の影響を受けいれる率が高いので、薬剤の副作用や嗜好品の禁断症状も抑えやすい。からだもまた、新月のころに新しい活動をはじめようとする。こうして見ると、満月がすぎて新月に向かう二週間が、48時間プランのスタートに適していることがわかる。さらにいえば、新月に近づけば近づくほど効果があがりやすいだろう。

あなたはもう、へらそうとする食品の種類を知っている。この章の最後に、食品以外の必要なアイテムをチェックしておこう。以下の製品が手元にあれば、もちろん新しく買いいれる必

full moon baby

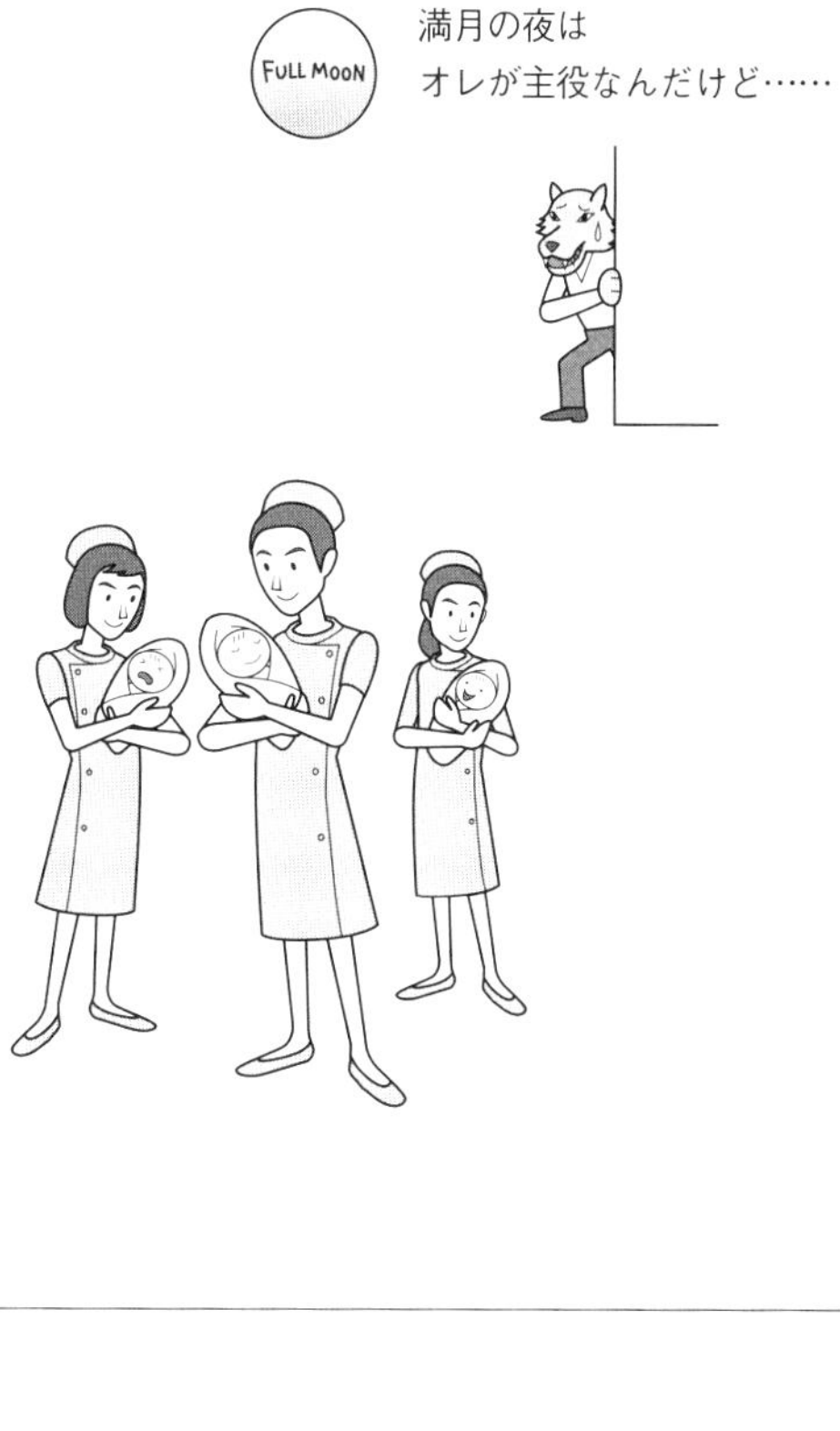
FULL MOON
満月の夜は
オレが主役なんだけど……

要はない。いずれにしても、経費はそんなにかからないだろう。

水道の浄水器（安い製品で十分）、ハンドミキサー、ジューサー（安い製品がある）、シャワー用品、着心地のいいガウン、柔らかいタオル（数枚）、フロアマット、硫酸マグネシウム塩の小袋を三袋（二〇〇グラムの小袋。薬局にある）、ボディーブラシ、洗面用タオル、マッサージ用ミトン、スポンジ、マッサージ用（6章を参照）か入浴用（8章を参照）の好みの植物油かエッセンシャルオイル、オイルバーナー、キャンドル（数本）、線香（数本）、好みのCDかカセット

長く保存できる食品がほしいと思えば、以下のようなものがある。できればオーガニック（有機栽培の）な製品を選んでいただきたい。

定番のアイテム（アレルギーをおこさないもの）、アーモンド、ブラジルナッツ、クルミ、カシューナッツ、クリ、ピーナッツ以外の塩味のついていないナッツ類、アマのシード（種）、アマニ油（要冷蔵保存）、ゴマ、カボチャやヒマワリのシード、マツの実（要冷蔵保存）、顆粒《かりゅう》のレシチン、玄米、緑茶かハーブティー、アロエジュース（抗炎症用に強い効力をもつ。要冷蔵保存）、ボトルの水、純度の高いハチミツ、豆類の缶詰、乾燥トマトかトマ

トの缶詰、野菜の固形スープ、オートミール、オリーブ、米酢、ビネガー、ノリのふりかけ、ゴマ油、豆乳、乾燥したスパイス

本書には、新鮮な野菜やフルーツについての情報がたくさんある。食べ物については、あなたのアイデアを十分に生かして楽しむことにしよう。

3章 水分をたっぷりとることが大切

水は地球の表面の四分の三を占めている。われわれのからだにも、おなじ比率があてはまる。人間のからだの六五パーセントから七五パーセントが水分でできており、水分はからだの組織、血液、器官ばかりか、骨にまでしみこんでいる。生命を維持するために水分は不可欠であり、からだは水分のおかげで数えきれないはたらきをする。

水分は体内でなにをしているか

水分は体内の細胞に酸素をはこぶ仕事を分担する。水分はまた細胞膜を通して、ナトリウム、カルシウム、カリウム、マグネシウムと、そのほかのミネラルをはこび、電解質のバランスをとって、すべての細胞を正確にはたらかせる。

からだに十分な水分があれば、血液とリンパ液は循環しやすい状態になる。血液はからだの器官に酵素と栄養素をはこぶし、リンパ液のほうは血流にまざって老廃物を集め、それを皮ふ、鼻、腸、腎臓、肺などから排出する。

水分は体内の酸を薄めて、血液をよりアルカリ性にし、体内組織を健康な状態にする。水分はまた皮ふに補水して若々しく見せ、脳の健康面でも決定的な役割をはたす。脳はほぼ全体として、水分と脂肪でできた器官である。大量の水分をふくむ体液は、体内のすべての関節と骨を保護しており、個々の脊椎骨《せきついこつ》もつつみこんでいる。だから腰や背中の痛みを避けたければ、まず水を飲むことである。

水分がなければ唾液もでないし、粘膜や消化液もつくりだせない。水分はまた体温を調節するだけでなく、必要に応じて細胞内の糖分を放出し、血中のブドウ糖のレベルを一定に維持する手助けをする。

わたしのようなセラピストの多くは、結腸から病気がおきると信じている。結腸とは、大腸の奥のほうの部分のことである。からだは体内で消費される最大量の水分を、この結腸で使用する。ここでは水分は老廃物を固め、体外に排出する仕事を分担する。あなたは水を飲めば飲むほどトイレにいくだろうし、そうすれば体内にのこる老廃物や毒素の量が少なくなるだろう。

水を飲むメリットをさらに数えあげれば、腎臓の酸の分泌を助け、ストレスを軽減し、コレステロールのレベルをさげ、血圧を調節する。また頭痛や二日酔いや疲労を防ぎ、アレルギーを防ぐ手助けもする。

飲みものでは水の代役が務まらないのか

飲みものは水の代わりにならないのだろうか。飲みものはぜったいに水の代役を務めることはできない。なまじっか水以外の飲みものをとると、もっと大量の水をとらなければならなくなる。補水の専門家スーザン・シレフス博士は、つぎのようにいっている。

「カフェインをふくむ紅茶、コーヒー、コカコーラとそれ以外の飲みものには利尿作用があり、排尿機能を刺激する。アルコールには、カフェイン以上の利尿作用がある」

つまり、われわれが紅茶や、コーヒーや、アルコール飲料を飲むたびに、腎臓はとった水分以上に体内水分を排出する。利尿作用がききすぎると、からだはストレスを受け、脱水症状をおこす原因になる。以下の項目は、脱水症状がおきているかどうかを判断する目安になるだろう。

●濃い黄色の尿　●便秘　●慢性疲労　●肌荒れ　●慢性的な空腹感　●情緒不安定
●ホルモン関連の病気　●高コレステロール　●背中の痛み　●関節痛　●頭痛

どれくらいの水分をとればいいか

われわれはなにもしなくても、一日に二リットルの水分を排出する。体内水分は汗、呼吸、セキ、くしゃみ、月経、便、尿などを通じて失われる。だから、失われる水分の絶対量を補給しなければならない。スポーツをしたり、ストレスの多い生活をしたりしていれば、なおさらのことである。

わたしは一般に、一日に二リットルから三リットルの水を飲むよう勧めている。いずれにしても、この48時間の浄化プログラムを実行するあいだは、危険性や気分の悪さを避けるために、一日に純度の高い自然の水を二リットル飲む必要がある。それは一日にグラスに八杯の水を飲むということであり、ガン患者の免疫力を高めるために、この量の水を飲まそうとする医師たちが多い。

しかし、一時間に一リットル以上の水を飲むべきではないだろう。短時間に大量の水分をとると電解質のバランスがくずれ、腎臓をはたらかせすぎたり、脳の浮《ふ》腫《しゅ》の原因になったりすることがある。これまでの習慣以上に水を飲みはじめると、トイレが近くなるだろう。しかし、そんなことを心配する必要はない。膀胱はふえる水分に慣れるので、しばらくするとトイレに駆けこまなくてもすむようになる。実際には一～二週間で、からだはしだいに「水分補給」に慣れて、さらに水分をほしがるようになるだろう。

わたしも水分をとるようになってから、自分が水をほしがるようになっていることに気がついた。それまでは水を飲みたいと思ったことがなかったし、夜中になんどもトイレに起きるような生活を送っていた。ところが、驚いたことに水を飲みはじめてから、日中、コーヒーを飲み過ぎることとワインを飲むことが、夜中にトイレに起きる理由だったことに気がついたのである。

いつ水を飲むのがいいのか

1・丸一日かかって、グラスに八杯の水を飲むようにしよう。手近に二リットルいりのボトルをおいておいて、一時間ごとにグラスに一杯の水を飲むようにすれば、たくさんの水を飲めることに驚くだろう。グラスの水をいっきに飲む必要はない。思いだすたびに、少しずつ飲めばいい。

2・夜中にトイレに起きるのが心配なら、夜の九時に最後のグラスに一杯の水を飲むようにしよう。この時間までに、あなたはもうグラスに八〜一〇杯の水を飲んでいるだろうから、あとは朝起きてすぐに飲めばいいだろう。からだは起きてすぐの水を、とりわけ喜んで受けいれる。

3・食事のときには、料理といっしょに水をとらないようにしよう。このときの水は消化の妨げになることがある。食事の前後に三〇分から一時間あけて水を飲むようにすれば、消化器官も食物を十分に分解することができる。

どんな種類の水を飲めばいいのか

1・炭酸水よりふつうの水のほうがいいし、ふつうの水のほうがたくさんとりやすい。それに炭酸水を飲むと、すぐにおなかが「いっぱいになる」ので、自然なのどの渇きが消えてしまう。炭酸水でたまったガスは細胞をふくらませ、セルライトがつきやすくすることを知らなければならない。

2・どうしても水に風味をつけたければ、オレンジやレモンのようなフレッシュなフルーツをしぼりこめば、栄養補給の面でもプラスになる。ぜひ、これを実行していただきたい。そうすれば子どもたちも喜んで飲むようになるし、添加物や香料や甘味料いりの炭酸水などは飲まなくなるだろう。

3・室温の水は体温に近いので飲みやすいし、冷やした水のように胃に衝撃をあたえない。熱い季節に胃の調子を落として体調をくずす人がでるのは、冷たい水を飲むせいであることが多い。それに、からだは冷えた体温をもとにもどすのに、かなりなエネルギーを浪費する。

ところで水道水がいいのか、ペットボトルの水のほうがいいのだろうか。この問題では専門家の意見も一致しないので、あなた自身で決めるしかないだろう。直射日光に長時間さらした、プラスチック製のペットボトルの水には、発ガン性があるという研究もある。いずれにしろ水を飲むことが大切なのだから、どちらの水でもいいのだが、以下にいくつかの基準を書いておこう。

☆水道水――ふつうはひどく味が悪いし、たいてい化学物質や鉱物質のものがまざっている。しかし、それが害になることもあれば、害にならないこともある。このような不安を解消するには、浄水器を使うことである。それ以外にも、湯わかしで沸とうさせる方法がある。わかしたお湯をプラスチック製でない大型の水さしにいれ、空気にふれやすいように、ふたをとったまま冷ましておこう。お湯が冷えたら、一五センチくらいの高さからべつの容器にそそぎ、また、もとの水さしにもどしてから飲むようにしよう。ばかばかしくても、この作業を二度もくりかえせば、湯冷ましに酸素を溶かしこむことができて、味がよくなるだろう。

☆軟水《なんすい》――大部分の無機塩類《むきえんるい》が除去されていて、ふつうはナトリウムの含有量が多い。だから軟水のでる地域に住んでいるなら、水道水を飲まないようにしよう。

☆硬水《こうすい》――ふつうはカルシウムとマグネシウムを中心とするミネラルが多い。まずまずの味だったら、ぎりぎりのところで飲用水になる。

☆天然のミネラルウォーター――これは天然の水源から湧きでた製品であり、一定のミネラルがなければならない。加工処理をされていないので、本来的には自然である。しかしラベルをよく見て、カルシウムとナトリウムの含有量が少ないことを確認しよう。これらの量が多すぎると、電解質のバランスに問題がおきる。

☆蛇口の浄水器を通した水――蛇口に浄水器をつけるのが、いちばん手軽で、いちばん安あがりの対策になる。この浄水器では、一度に限られた量の水しか浄化できないし、フィルターを定期的に替えなければならないが、ペットボトルの水を買うことからみれば安あがりだろう。

☆水道管につけた浄水器を通した水――蛇口につける浄水器より高いが効果があり、除草剤、農薬、塩素、添加されたフッ素の七五パーセント、鉛《なまり》、銅、カドミウム、水銀などをとりのぞいてくれる。ただし、とりつけにも経費がかかるだろう。

大量の水分を定期的にとるのが、いかに大切かが理解できただろう。さらに大切なのは飲んだ量を、しっかり確認することである。毎朝、二リットルいりのビンに水をつめて、室温の状態で飲み、夜の九時になったらビンが空っぽになっていることを確認しよう。水を飲むのを土曜日と日曜日だけでなく、ふだんからの習慣にしておけば、健康を増進して病気を防ぐのに、目ざましい効果をあげるだろう。

4章 危険性のある食品をとらないようにしよう

われわれが飲んだり食べたりする食品は、化学的に成分を変えて分類されるまで、からだにとって異物である。消化・吸収の過程を単純にいえば、まず口と胃は食品を小さな成分に分解し、それを小腸が吸収して血液中に移行する。つぎに、これらの成分は肝臓という化学工場にはこばれ、さらに細かい成分に分解されて「味方」か「敵」に分類される。そして、味方は体内のほうぼうに栄養素として送られ、敵は体外に排出される。

ここで、どんな食品もからだに少しは危険だと考えてみよう。この危険性が大きければ大きいほど、細胞は食品の処理でストレスを受けて脱水状態になる。からだが長期間にわたって、危険な食品の刺激を受ければ、非常に「水分の少ない」状態になるだろう。すると胃はチーズやチョコレートのような通常の食品を、適切に消化できなくなり、肝臓も効率よく仕事をこなせないようになる。

消化器系は「危険な」食品の分解・活用・廃棄の仕事に、つねに大きなエネルギーを使用する。食事が複雑になればなるほど消化にエネルギーが必要になり、血液も消化器系に流れるので、脳のような器官はおろそかにされ、からだは無気力感をもつようになる。

また消化力が酷使されると、食品が胃腸につまりやすくなる。すると、小腸に何千とある指状の小さな隆起が食品の吸収能力を失って、ぐあいが悪くなり、そのため病気にかかることもある。このばあいは、細胞の酸度が高まってぐあいが悪くなるわけであり、酸度が高まりすぎると、細胞は毒素や多すぎる酸を排出しにくくなる。そして、必須ミネラル類や栄養素を吸収できなくなる。

ここでpH（ペーハー）の水準の大切さを細かく説明しないが、からだは酸性とアルカリ性の体液を同時につくることを知っておいていただきたい。胃液は酸性になるが、胆汁《たんじゅう》とすい液はアルカリ性でなければならない。つまり胃の内容物が小腸に移るとき、胆汁とすい液がいっしょにはたらいて酸度を中和する。ところが、われわれの大半が食事のせいでアルカリ性になるべき場所で酸性になり、酸性になるべき場所でアルカリ性になっている。全体的に見て、健康なからだの約七〇パーセントがアルカリ性であり、酸性はわずかの三〇パーセントにすぎない。

しかし多くの人で、この関係がまったく逆になっている。このように酸性の割合が高くなると、病気が重くなる危険性があり、老化が早く進行する。だからアルカリ性と酸性のバランスを正常にすることが、とても重要な問題になる。

このため、少なくとも48時間浄化法《リフレッシュメント》のあいだは、問題のある食品を極力とらないようにする必要がある。問題のある食品をとらなくても、代わりになるおいしい食品がたくさんあるので、それをできるだけ少しずつ食べるようにしよう。そうすれば、腸や肝臓のような大切な器官を休ませて回復させることができるし、体内環境はアルカリ性と酸性の本来のバランスを回復して、腸を大掃除する結果になるだろう。

危険な食品を食べないこと

酸性度の高い食品には、以下のようなものがある。

●砂糖、塩、刺激物 ●チーズ、ミルク、クリームのような乳製品 ●小麦 ●肉、タマゴ、魚をふくむ動物性食品 ●ジャガイモ（重い関節炎のある人は、ナス、トマト、ズッキーニ、ピーマンも避けるようにしよう）

あなたはいま「それじゃ、なにを食べればいいんだ」と思っているにちがいない。つぎの5章で、代わりになる食品を数多くあげることにしよう。そして、危険な食品をとらないようにする時間は、たった48時間であることを忘れないようにしよう。これらの食品をとるべきでない理由がわかれば、あなたも納得できるにちがいない。

砂糖はどうしてよくないのか

砂糖には、栄養価はまったくない。たしかに、甘いものはおいしいし元気がでるが、チョコレートバーを食べると元気がでるのは、糖分が血糖値の低下をおぎなうせいである。「グルコース」と呼ばれる血糖は、われわれのおもなエネルギー源であり、血糖がなければ活動できないだろう。しかし、ビスケットや清涼飲料水に使われる精製された砂糖は、血糖値を早くピークにあげすぎるので、あなたがマラソンでもしていなければ、できた血糖は行き場を失うだろう。この血糖は細胞にはこばれて処理され、からだはそれを脂肪に変えはじめる。

あなたが砂糖をとるたびに、すい臓はインスリンというホルモンを放出し、突然の血糖値の上昇を切りぬける。糖分の多い食品を食べたわずか三〇分後に、あなたはまた糖分の多い食品を食べて、血糖値の上昇をくりかえしたくなる。すると、血糖値はジェットコースターのように上下する。これは頭痛、イライラ、情緒不安定、活力の低下、悪寒《おかん》などに結びつき、最悪のばあいはインスリン抵抗性になる。インスリン抵抗性は、たびたびインスリンの生産を要請されたすい臓が疲れはてたときにおこる。このため病的な肥満や糖尿病になることがあり、最終的には心臓病にかかるかもしれない。

砂糖はまた免疫系を弱め、これが大きな問題になる。ある研究で、六六グラムの砂糖をいれた飲みものを子どもに飲ませたところ、驚くべきことに、バクテリアを飲みこむ免疫細胞の能力が、わずか四五分後に半減したという。

人工甘味料は砂糖よりいいか

人工甘味料は砂糖より安く、なかには砂糖の三〇〇倍も甘い製品がある。それらはポテトチップ、スナック菓子、できあいのお惣菜《そうざい》、オレンジジュースなどに使われる。だから子どもは人工甘味料を大量に消費するが、まだ長期的な影響はわかっていない。

病的な肥満者の数は、この一五年間で三倍になった。しかし、多くの人はこれまで以上にカロリーや脂肪の少ない食品を食べ、ダイエットコークやダイエットドリンクを飲んでいる。だから、肥満と人工甘味料のあいだに関係があると考える健康問題の専門家は多い。つまり、低カロリーのドリンクを飲むと舌の味蕾《みらい》がだまされるが、からだは砂糖をとったときとおなじように反応し、現実に体重がふえていくというのである。

それに、ほとんどの発泡性のソフトドリンクには、どんなタイプだろうとリンがはいっている。リンは骨の健康に重要なミネラルだが、ボトル内の量が多すぎるので、骨のカルシウムを吸収する結果になる（ミネラルには吸収しあう性質がある）。骨粗しょう症の骨スキャンを専門とする病院が、二〇代の人間に骨がもろくなる症例が増加していると報告した。かれらはそろって大量のソーダ水を飲んでいたという。ここでも糖分の摂取量を少しずつへらしていって、糖分と人工甘味料をへらすことが目標になる。

☆一週め――砂糖の消費量を半分にへらす。
☆二週め――砂糖の消費量を一週めの半分にへらす。
☆三週め――日に一度最少の消費量を使用する。
☆四週め――どうしても必要なら、砂糖の代わりにハチミツ、糖蜜、精製していない甘蔗《かんしょ》糖（サトウキビのくきの汁からとった砂糖）を使用する。

塩分はどうしてよくないのか

代謝と電解質のバランスをとるうえで、塩分はとても重要な役割をはたしている。われわれは塩分がなければ生きていくことができないだろう。しかし、一日に必要な塩分はわずか五〜六グラム（ティースプーン・小さじに一杯）にすぎないのに、大半の人はその二倍の量をとっている。ナトリウム（塩は塩化ナトリウムである）が多すぎると血圧があがり、冠動脈性心疾患《かんどうみゃくせいしんしっかん》や脳卒中《のうそっちゅう》ばかりか、骨粗しょう症や胃ガンになることもある。

イギリスの医師とシェフの圧力集団「塩分と健康に関するコンセンサス・アクション」は、最近、食品メーカーに加工処理した低カロリー食品を中心に、「隠された」塩分の量をへらすよう要望した。低カロリー食品には、いわゆる「不健康だとされる」量の二倍の塩分がはいっていることがある。問題は脂肪の量をへらすと、風味をよくするためになにかを添加せざるをえないことにあり、ふつうは塩分が使用される。

食品に添加される塩分は、われわれが日常的にとる塩分の一五〜二〇パーセントを占める。塩分と病気の関係の有力な専門家である、イギリスのセントジョージ病院のグラハム・マクレガー教授は、つぎのようにいっている。

「たとえば安いソーセージのような加工処理された多くの肉製品には、大量の脂肪がふくまれている。ここに大量の塩を添加しなければ、まずくて食べられないだろう……コーンフレークには海水と同量の塩分がふくまれており、ビスケットやケーキやプディングにさえ、ポテトチップとおなじ量の塩分が使われている」

ナトリウムの日常的な使用量が多すぎると、細胞は水分をたくわえざるをえなくなり、ふくれあがって水分を保留する。日常的に食べる以下の食品をチェックしてみよう。あなたが塩分をひかえて水分をとるだけで、細胞の異常な状態は早急に消失する。

●ベーコン（薄切り一枚の塩分は一グラム）　●ハムのような燻製《くんせい》か塩蔵の肉製品　●ベークドビーンズ（二一〇グラムにつき二・五グラムの塩を使用）　●マーガリン　●チェダーチーズのようなハードチーズ　●シリアル　●ビスケット　●ピザ　●ポテトチップ　●で

きあいのお惣菜　●ソーセージ　●燻製の魚（わずか五〇グラムのスモークサーモンが三・七五グラム以上の塩分をふくむ）　●缶詰のスープ　●トマトケチャップ　●白いパン（一個のサンドイッチのパンに三グラムの塩分がある）

ウイークエンドの浄化法の食事では、新鮮なフルーツと野菜と、加工されていない穀類を材料にするので、ナトリウムの八〇～八五パーセントがカットされる。それでも日常的な許容量のナトリウムは、オーガニックな吸収しやすいかたちで摂取できる。緑黄色野菜に、オーガニックなナトリウムが豊富なことを忘れないようにしよう。日常的に塩分をへらす以下の方法も、参考にしていただきたい。

☆料理に塩をいれないようにしよう。
☆食品の味見もしないで、塩を使わないようにしよう。
☆コンブやハーブやスパイスを風味づけに使おう。
☆缶詰や塩漬けや燻製の食品の使用量をへらそう。
☆低カロリー食品のような既成の調理品の使用量をへらそう。
☆ラベルを注意深く読んで、ナトリウムの含有量を調べよう。
☆一日の塩の許容量が、ティースプーン一杯であることを忘れないようにしよう。

☆二〜六週間がまんすれば、許容量以上の塩分を必要としなくなるだろう。

刺激物はどうしてよくないのか

★アルコールはどうしてよくないのか

アルコールは厳密にいえば、神経系を弱めるような刺激物ではない。しかし肝臓を刺激するので、ウイークエンドの浄化法では肝臓を休ませるために、48時間にわたってアルコールを禁止する。

アルコールにはまた強い利尿作用があるので、脱水症状がおきやすい。飲んだ翌朝の頭痛を考えてみよう。それは脳のような主要な器官から水分が流れでて、脱水症状がおきている証拠であり、その水分を処理するために腎臓が酷使される。またアルコールは糖分に変わって、脂肪として貯蔵されることをおぼえておこう。

アルコールには気分をほぐして愉快にする作用があっても、栄養上の有用性はまったくない。赤ワインはわたしの泣きどころなので、抗酸化物質が豊富だと弁解しながら飲んできたし、フランスでは心臓病の死亡率の低さの理由にされてきた。わたしのばあい、夕食にグラス一杯以上飲むと悪い影響がある。

あなたに毎晩飲む習慣があるのなら、週末が近づいたら少しずつへらすようにすれば、48時間みじめな思いをしなくてもすむだろう。プログラムをはじめるまえの週は、一日か二日はグラスに一杯のワインかビールでがまんするようにしよう。ぜんぜん飲まない日をふやせれば、もっといいだろう。

なお、アルコールによる脱水症状を避けたければ、水を飲むようにしよう。平均的なからだの持ち主は、飲んだアルコールを体外に排出するのに、アルコールの分子一個あたり四〜五個の水の分子を必要とする。だから一杯の酒を飲むたびに、一杯の水を飲んでおけば、脱水症状を抑えることができるだろう。

★コーヒーはどうしてよくないのか

コーヒーは神経系に、もっとも強い効力をもつ刺激物である。コーヒーを飲みすぎると不眠症、消化不良、腸の不調に結びつき、心臓病の原因になることもある。これはコーヒーに非常に強い利尿作用と脱水作用があることによっている。コーヒーを大量に飲むと、実際に細胞に水分が不足した状態がおきる。

コーヒーはまた副腎（腎臓のうえにある帽子型の小器官）を刺激してアドレナリンを生産させるので、からだは「戦うか逃げるか」というエネルギーをたくわえる。こんなことが日常的につづけば、副腎は疲れはてて、必要なときにも反応しなくなる。さらに、あなたが毒素や汚染物質や栄養価のない食品をとればとるほど、体調の悪さや脱力感に気づくようになり、コーヒーやほかの刺激物を求めようとするだろう。このサイクルがくり返されると、副腎の疲労につづいて血糖値に変動がおきる。

しかし適度に飲めば、コーヒーはすばらしい元気回復剤になる。わたしは少なくとも年に一度は、三週間にわたってコーヒーの代わりに緑茶を飲むようにする。すると急に朝の目ざめがよくなり、一日中おだやかな気持ちですごせるようになる。できればあなたも、週末とつづく二〜三週間はコーヒーを飲まないですごし、どんな気分と体調になるかを見てみよう。緑茶には微量のカフェインしかないが、抗酸化物質はコーヒーとおなじ量なので、適切な代替品になってくれる。そして、コーヒーなしですごせるようになれば、一日に一杯のオーガニックコーヒーをとるようにしよう。

★紅茶はどうしてよくないのか

紅茶はこのところ、高く評価されている。紅茶には、人間を病気からまもる抗酸化物質が豊富なことが発見されたからである。紅茶の（ベータカロチンとしての）ビタミンA、C、E、セレニウムのような抗酸化物質はまた、われわれの器官に進入して被害をあたえるフリーラジカルの分子、汚染物質、毒素などを無力化する。つまり、紅茶には健康上の利点があるといえる。紅茶にはまた「テアニン」がふくまれている。テアニンは脳の神経伝達物質「ドーパミン」のレベルを高め、われわれにくつろぎと幸せを感じさせる。

このようなメリットがあっても、紅茶には利尿性と脱水性があり、とくにミルクと砂糖をいれれば、からだに攻撃性をもつようになる。あなたが紅茶を飲まない生活ができないなら、細胞を大掃除するために飲む回数を最少にし、もっとも純度の高い高品質の葉を買うようにしよう。さらにいいのは、ハーブティーに代えることである。ハーブティーには、消化を安定させるペパーミントから、心を静めて眠りを深くするカモミールまで広い選択の幅がある。

乳製品はどうしてよくないのか

乳製品は食品不耐性《ふたいせい》（ある食品をとると、からだが耐えられなくて、異常な反応をすること）のもっとも一般的な病気の原因のひとつになる。幼少期に慢性的な耳の感染症、扁桃腺炎《へんとうせんえん》、湿疹《しっしん》、ぜんそくに悩んだ経験があれば、ミルクのタンパク質と砂糖の過敏症《かびんしょう》だった可能性が高い。中心的な犯人は「ラクトース」と「カゼイン」である。ミルクはまた粘液を生成し、慢性カタル、静脈洞炎《じょうみゃくどうえん》、花粉症に長期的に関係する。

アンソニー・フルー教授は、イギリスのサウサンプトン病院のアレルギーと呼吸器の有名な専門医である。かれはミルク（ウシの乳）をヤギの乳のような代替品に代えると、多くの患者にぜんそく、湿疹、カタル、消化器障害のような病気に大きな改善が見られるといっている。わたしも四分の三の患者で、おなじような結果を確認した。しかし、ヤギの乳やチーズが48時間浄化法のあとで大きな役割をもっても、やはり動物性の食品なので、ウイークエンドのプログラムの計画にいれることはできない。

★乳製品についての情報

ミルクとチーズは消化しにくい食品である。また、どちらも腸内の過剰な粘液の原因になることがあるので、栄養素の適切な吸収を妨げることがある。ふつうの慢性カタルは、ミルクをとらないようにすれば治る。ウシはホルモンと抗生物質を餌にして飼育されるので、それがミルクを通じて人間にも移行する。欧米諸国はミルクの大量消費圏だが、それでも骨粗しょう症が多い。緑黄色野菜やヤギの乳はミルク以上ではないが、ミルクとおなじ程度のカルシウムをふくむので、安全で利用価値が高い。

あなたに耳、鼻、呼吸器、皮ふの病気があれば、48時間浄化法のあいだ乳製品をとらないようにしよう。しかし、日常生活から全面的に締めだす必要はない。長期的な決定をするまえに、日常生活で使わないようにして、どんな感じか見てみよう。48時間浄化法のあいだ、避けなければならない乳製品は、以下のとおりである。

●ミルク　●バター　●マーガリン　●バターミルク　●チーズ　●カテージチーズ　●エバミルクとコンデンスミルク　●アイスクリーム　●ミルクチョコレート

★ヨーグルトもよくないのか

ヨーグルトは乳製品のなかで例外的な製品である。それは発酵食品であり、腸内でヨーグルトの乳酸菌がつくるビタミンBは、すべての健康な食品のもつカルシウムの吸収の手助けをする。しかしオーガニックな製品かどうか、プレーンで「活性」かどうかをたしかめよう。

小麦はどうしてよくないのか

どうして小麦を、ウイークエンドのプログラムからはずすのだろうか。もちろん、全粒《ぜんりゅう》小麦はすぐれた炭水化物の摂取源であり（血糖値にも好ましい）、ビタミンBやEと、重要なミネラルを供給する。しかし、小麦は非常に消化しにくい食品で酸をつくりだすし、ほかの食品よりも消化器と腸の問題をおこしやすい。現在のスーパーにあるパンとパスタの大部分は品質が悪く、砂糖と塩と添加物の量が多い。

★グルテンについての情報

多くの人が過敏性腸症候群（ＩＢＳ）や鼓腸《こちょう》（おなかが鳴ること）のような、小麦による食品不耐性の病気をおこすべつの理由はグルテンにある。グルテンの粒子にふくまれる「グリアジン」と「グルテニン」という水に溶けないタンパク質は、小麦粉を水でこねるときにグルテンをつくりだす。グルテンには弾力性があるので、パンをつくることができるが、このグリアジンがグルテンの食品不耐性の原因になるように思われる。グリアジンは小麦のタンパク質の五五パーセント、ライ麦のタンパク質の四〇パーセント、オート麦のタンパク質の一五パーセントを形成するが、米とトウモロコシにはまったくふくまれない。

からだが栄養状態の悪い生活からストレスを受けたり、憔悴《しょうすい》したりしていれば、パンを常食すると、いずれは小麦の食品不耐性を重くする可能性が高い。しかし、ここでアレルギーと食品不耐性を区別しておく必要がある。イギリスのアレルギー患者を治療する医学事業監査委員会によれば、本物の食物アレルギーは全国民のわずか二パーセントにすぎない。それにたいして、食品不耐性に苦しむ人たちは厖大《ぼうだい》な数に達するという。そして、そのうちの二〇〜二五パーセントが小麦の食品不耐性だと考えられている。

48時間浄化法では、小麦の食品不耐性のあるなしに関係なく、小麦からできる食品をシャットアウトして、消化器系を休ませようとする。

肉、魚、タマゴのような動物性の食品はよくないのか

動物性タンパク質には細胞と組織の健康と、からだの成長と修復能力に絶対的に欠かせない

栄養素がつまっている。しかし動物性タンパク質を消化・分解するのに、からだは大きな努力を必要とする。とくに肉製品（ソーセージ、ミートパイなど）は酸をつくりだし、消化力が弱っていれば好ましくない細菌を繁殖させる。以下は動物性タンパク質の情報がある。

1・かなり厚いビフテキが消化されて口から肛門まで通過するのに、ほんとうに何日もかかる。悪臭を放つ廃棄物がゆっくりと腸内を進行するにつれ、からだの清浄能力に負担がかかる。

2・ベーコンやソーセージなどの加工処理した肉類からでる飽和《ほうわ》脂肪の豊富な食事をすると、コレステロールの数値があがることがある。

3・オーガニックに飼育されなかった動物は、ホルモンと抗生物質をいれた飼料で飼育されたか、殺虫剤で汚染された牧草を食べたかもしれない。それらは肉を介して、あなたのからだに移されるだろう。

4・チキンは酸を発生させても、そんなに消化に手こずらないし、魚とタマゴは非常に適切な食品である。とくに脂の乗った（必須脂肪酸の豊富な）魚だったり、タマゴだったりしたら、油脂で調理しないほうがいい。

ウイークエンドの前後にどうしても肉類を食べたければ、ごくまれに（月に一度程度）ジューシーな赤身のステーキや、「からだによくない」肉類を食べてもよいだろう。しかし、ふだんは動物性食品としてチキン、魚、タマゴに集中するようにしよう。脂気のある魚は健康に最適なので週に三〜四回食べ、チキンとタマゴは週に二〜三回にしよう。

48時間浄化法では消化器官を休ませたいので、動物性タンパク質はすべてメニューから削除したい。そのかわりナッツ類や穀類と、ほかの食品から必要なタンパク質をとるようにしよう。

動物性食品を悪いほうから並べると、以下のようになる。

●ソーセージ、ベーコン、パテのような肉からつくった製品　●もつ　●ポーク　●ビーフ　●ラム　●チキンなどの鳥肉　●野生の鳥獣　●タマゴ　●魚類

ジャガイモ（慢性関節リウマチの患者はナス、トマト、ズッキーニ、ピーマンも）はどうしてよくないのか

ジャガイモにはデンプンが豊富なので、消化・吸収のときに、腸に大量の水分を要求する。ジャガイモは栄養価の高い炭水化物だが、血糖値の高い人は、たまに食べる程度にしておこう。また以上にあげた野菜は、糖分とデンプンを非常に早く血液中に放出するので、血液中のブドウ糖の数値が急速に高くなる。このため疲労感をかきたてたり、ときには炎症をおこしたりす

ることがある。

　またジャガイモ、ナス、トマト、ズッキーニ、ピーマンは、いずれも「ソラニン」という物質をふくんでいる。よく知られるように、慢性関節リウマチの患者や関節炎の患者がこれらの野菜をとると、はげしい痛みがおこることがある。痛みの原因になるのが、こうした食品にふくまれるソラニンなのか酸なのかは、まだわかっていない。関節痛のある人たちも、これらの食品を避けるようにしたほうがよいだろう。

5章 代わりになる食品を食べるようにしよう

48時間浄化法《リフレッシュメント》で提案したい食品は、以下のとおりである。

●一日に二リットルの水　●フルーツ　●野菜　●ナッツ類　●シード類　●穀類　●豆類
●大豆と豆腐

以上のリストを見ると、あなたはうんざりするだろうか。しかし、巻末付録のレシピを見れば、そんな気分は吹っ飛ぶだろう。付録には、料理と飲みもののたくさんの提案がある。以下のプランを実行するかどうかを決めるまえに、ぜひ付録を読んでみていただきたい。

解毒をはじめる時期と、ふだんの食生活しだいでは、水分をとって危険な食品を避けるだけで、大きな清浄効果があがるだろう。それだけでも十分かもしれないが、ウイークエンドをポタージュやジュースだけですごすと、もっと効果のあがる人たちもいるだろう。また玄米と温野菜だけですごすと、ほんとうの清浄効果のでる人たちもいる。

この浄化法をはじめるときがきたら、からだがなにをほしがるか、からだの声を聞いてみよう。それで、からだが必要とする栄養素を、直観的に自覚できる。あなたがこれまでより水を飲んで解毒をはじめれば、からだの声が聞こえてくるだろう。妊婦のなかには、ときに自分がビートを食べたがっていることに気づく人たちがいる。ビートには胎児の健康に重要な意味をもつ鉄分、カリウム、葉酸《ようさん》が豊富にふくまれる。あなたも水分を補給して、細胞のバランスを完全にとれれば、からだがビタミンやミネラルを必要としていることが、ずっとよくわかるようになるだろう。

以下の代替になる食品のリストは、あなたのからだを浄化し、強めるために考えられている。栄養価とエネルギーと生命力のもっとも高い食品をとれば、栄養をとったおかげで体力がついたと感じるだろう。

フルーツはどうしてからだにいいのか

われわれはいつも、フルーツと野菜をもっととれといわれている。フルーツと野菜は、どうして健康にいいのだろうか。

1・フルーツは生命の支えになる食品である。新しい世代の木や植物に育つタネがあるので、自然の巧妙な工夫がこらされている。フルーツはタネや胚《はい》を保護して育てる大きな子宮のようなものである。

2・フルーツはからだの毒素の排出過程で役にたつ。とりすぎたナトリウムと毒素を、細胞や器官の外にだす役割をする。

3・フルーツはからだの組織のバランスをとる役にたつ。大多数のフルーツはアルカリ性なので、pH（ペーハー）を酸性になりすぎないよう維持してくれる。フルーツはまたカリウム、マグネシウム、カルシウム、ナトリウムのすぐれた摂取源である。これらのミネラルのバランスは完全にとれており、からだに吸収しやすく、利用しやすいかたちになっている。電解質のバランスをとるには理想的である。

4・フルーツには大量の水分がある。フルーツのふくむ水分の比率は、七〇〜九〇パーセントにもなる。これはからだの補水に非常に好ましい。

5・フルーツには大量の糖分がある。果糖をふくむ健康によい単糖が、二五〜五五パーセントもある。

6・フルーツには免疫系を強めるビタミン類が多い。とくにシード類にはビタミンA、Cと、少量のB、Eがふくまれる。

7・フルーツには脂質はなく、繊維質が多い。からだにとって、これ以上望ましい食品があるだろうか。

just listen to your body

からだがなにをほしがるか、からだの声を聞いてみる

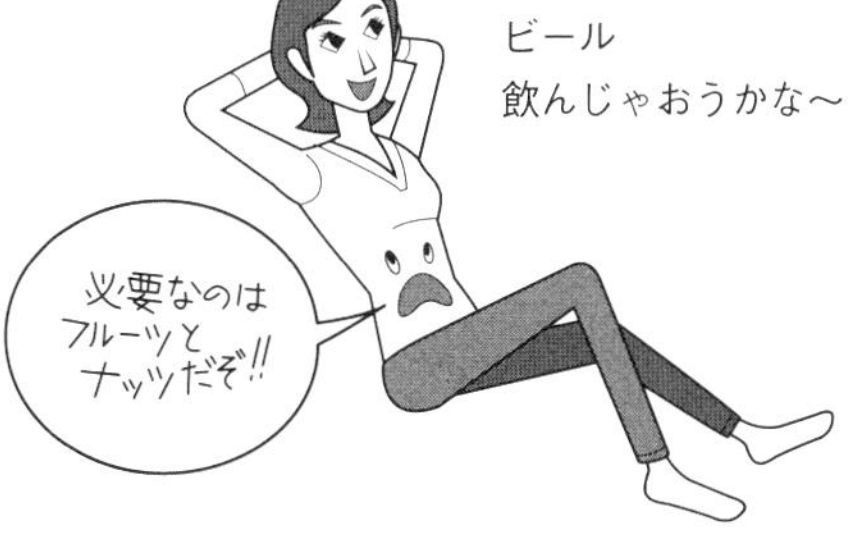
ビール
飲んじゃおうかな〜
必要なのは
フルーツと
ナッツだぞ!!

フルーツには、以下のようなスターたちがいる。

☆パパイヤ——老廃物を腸の外にだすときに役にたつ。

☆グレープフルーツ——腸をきれいにし、蠕動《ぜんどう》運動を刺激する。

☆パイナップル——胃の消化活動に必要なブロメラインという酵素と、ビタミンCとカリウムを豊富にふくむ。

☆メロン——シードを中心にして、マグネシウムが豊富にふくまれている。

☆スイカ——腎臓をきれいにする自然な利尿作用があり、シードには豊富なミネラル類がある。

☆ベリー類——抗酸化物質の宝庫である。イチゴにはビタミン類とミネラル類がもっとも豊富にあり、ビタミンCはオレンジよりも多い。

しかしフルーツのなかには、いくつかの病気に適さないものがある。以下のリストを参考にするか、わからないときは専門家に相談してみよう。

1・カンディダ・アルビカンス（口・のど・膣《ちつ》などの粘膜のカンディダ症の原因）という細

菌の炎症があれば、どんなフルーツも病気を重くすることがある。

2・フルーツのなかには、消化器系の病気の人の消化活動を妨げるものがある。オレンジ、ミカン、グレープフルーツのようなカンキツ類には酸が多すぎるので、注意が必要だろう。しかし、カンキツ類は体内でアルカリ性になるので、ビタミンCの貴重な摂取源になる。

3・バナナ、メロン、ブドウのような糖分の多いフルーツを食べすぎると、血糖値の高い人に影響することがある。

4・イチゴやラズベリーのようなフルーツは、膀胱炎を重くすることがある。

★ドライフルーツはからだにいいのか

ドライフルーツはビタミン類とミネラル類のすばらしい宝庫である。乾燥アプリコットや乾燥イチジクはとくにカリウムを豊富にふくみ、このカリウムは電解質のバランスをとるのに重要な役割をする。あなたに便秘問題があれば、これらのドライフルーツは大きな救いになるだろう。

しかし、ドライフルーツにはまた自然な糖分が非常に多い。だから、糖分補給が必要な人たちには適切な代替品になるが、太ることがあり、それに消化しにくいので、食べすぎると下痢や鼓腸のような問題をおこすことがある。

★フルーツの購入リスト

買う量の多い少ないはともかくとして、自分にふさわしいフルーツのリストをつくっておこう。忘れていけないのは、できるだけ地元で栽培された季節のフルーツを買うことである。また、オーガニックな製品を選ぶようにしよう。

なお、わたしは48時間中にとらない食品のなかに、バナナをいれることにしたい。バナナにはデンプンが豊富なので、人によっては消化に時間がかかり、インスリンの数値を乱すことがある。あなたがマラソンのトレーニング中の健康体でなければ、このプログラムのあいだもそれ以後も、しばらくはバナナを食べないようにしよう。

野菜はどうしてからだにいいのか

野菜にとって血液とおなじ役割をする葉緑素には、マグネシウムとミネラル類が豊富なので、われわれの健康に決定的な役割をはたす。植物の葉緑素をつくるのは太陽なので、われわれは野菜を食べるたびに、少しは太陽のエネルギーを食べることになる。野菜には以下のようなプラス面がある。

1・野菜はとくにビタミンCと葉酸とセレニウムを中心として、ビタミン類とミネラルにとんでおり、これらは免疫系と病気と闘う力を強くする。緑色野菜にはとくに栄養素が豊富であり、（ニンジンやピーマンのような）オレンジ色の野菜、赤い色の野菜、黄色野菜には大量のベータカロチンがある。組織内でビタミンAをつくるベータカロチンは、目、皮ふ、組織の健康に重要である。

2・研究者たちによれば、ブロッコリー、芽キャベツ、キャベツ、ケール、レタス、チリメンキャベツ、クレソンのようなアブラナ科の野菜は、抗ガン特性と「グルコシノレート」にとんでいる。グルコシノレートという栄養素は、肝臓の解毒と負担の軽減に大きく役にたつ。

3・野菜は電解質のバランスをとる役をする。ホウレンソウ、ブロッコリー、フダンソウ、ケール、レタス、サラダナ、クレソンのような緑色野菜は、カルシウム、マグネシウム、ナトリウム、カリウムという必須ミネラルを豊富にふくむ。とくにカリウムとマグネシウムはナトリウムとカルシウムの四倍もあるので、比率は完全である。

4・野菜には脂質は非常に少なく、糖質とタンパク質が適切な比率でふくまれている。さらに、このタンパク質は非常に良質である。一般に野菜は二五パーセントのタンパク質からできているので、48時間のプログラムのあいだに野菜をとれば、必要な栄養素を大きくカバーすることができる。

5・野菜には繊維質が豊富なので腸の蠕動運動を助け、腸内フロラ（細菌叢《さいきんそう》）に都合よく作用する。生野菜を食べれば腸壁がきれいになるが、温野菜を食べてもおなじ役割をする。

6・野菜は体内の毒素を一掃する。野菜の豊富な食事をすると、器官と組織の解毒に役にたつ。豊富なカリウムが、体内の多すぎるナトリウムと酸の排出を促進するからである。

野菜には以下のようなスターたちがいる。

☆キャベツ――消化器系を回復する大量のグルタミンがある。
☆ビート――肝臓、腎臓、胆のうを、すばらしくきれいにする自然の塩素をふくむ。
☆キュウリ――皮ふ、つめ、ヘアを強くするシリコーンとスルファニルアミドが多い。
☆セロリ――排出を助けるオーガニックなナトリウム（食卓塩とちがって）が多い。
☆シイタケ――免疫性を強め、必須アミノ酸をふくむタンパク質のすぐれた摂取源である。
シイタケはキノコだが、野菜界の「タンパク質の王」と考えられている。

シード類はどうしてからだにいいのか

シードには新しい植物や木の胚《はい》があるので、生命をもつ食品だということができる。草や木になるのに必要な栄養素は、すべてシードのなかにある。シードには新しい生命の潜在力があるので、エネルギーに満ちている。シードには以下のようなメリットがある。


1・必須脂肪酸が豊富にある。

2・高レベルのタンパク質がある（カボチャのシードには二四パーセント、ヒマワリのシードには二二パーセントのタンパク質がある）。

3・ビタミン類とミネラル類がつまっている。

4・生のままでも、炒《い》っても、混ぜても、発芽させても食べることができる。

5・血糖値を安定させる役割をする。

6・栄養豊かで健康的な軽食になる。

★ウイークエンドのためのシード

☆カボチャのシード――亜鉛《あえん》（前立腺《ぜんりつせん》の病気の予防と治療に有効）と鉄分の含有量が高く、カルシウム、リン、ニコチン酸が豊富にある。
☆ヒマワリのシード――カリウムの含有量が非常に高い。
☆ゴマ――米のような穀類のすぐれたタンパク質にくわえて、穀類にない必須アミノ酸がある。亜鉛とカルシウムにもとんでいる。

ナッツ類はどうしてからだにいいのか

ナッツ類には三〇〇種以上の種類があり、なかにはもっとも栄養価の高いものもある。ナッツ類は良質のタンパク質と、シード類よりずっと健康にいい脂質と、ビタミン類とミネラル類をふくんでいる。ナッツ類には脂質が豊富なので、やせたい人は避けたほうがいいだろうが、不飽和脂肪と必須脂肪酸もある（この問題については、14章で詳細にふれることにしよう）。

こうした貴重な脂肪があるので、殻つきのナッツ類は空気にふれないようにして、乾いた涼しい場所におかなければ酸敗《さんぱい》をおこしやすい。わたしは気密容器にいれて、冷蔵庫にしまうようにする。炒ったり、塩味をつけたりしたナッツ類は、ウイークエンドのプログラムでは使わないが、以下にあげるナッツ類には塩も油も使わないで、軽く炒って食べるようにしよう。

☆アーモンド――アーモンドはほかのナッツ類より脂肪が少ないので、どの点から見ても、もっともすぐれている。アーモンドはタンパク質（九粒のアーモンドに、成人の男性の一日の必要量のタンパク質が十分にある）、必須脂肪酸、ビタミンEにとみ、いくらかのビタミンBもある。また、カルシウムの含有量も高い。

☆ブラジルナッツ――アーモンドより脂肪分が多いが、セレンを非常に豊富にふくむ。セレンは免疫系を強め、肝臓を解毒する。

☆ヘーゼルナッツ――ビタミンEが豊富なので肌によい。
☆ピーナッツ――ほんとうのナッツの仲間でなく、より豆類に近い。ピーナッツはすぐれたタンパク源だが、消化はそれほどよくはない。
☆クルミ――殻をとったときのクルミは、少し脳のかたちに似ている。クルミはまさに脳に効力をもつ。

穀類はどうしてからだにいいのか

穀類はさまざまな植物のシードである。何種類かの穀類には、栄養価と浄化能力があるので、48時間のプログラム用にまじめに考えなければならない。巻末付録を見てもらえば、望ましい使い方がわかるだろう。

しかし、少なくとも48時間は小麦を締めださなければならない。だから、いまから小麦製のパンをとらないようにしておこう。あなたに日常的にサンドイッチを食べる習慣があれば、スーパーや健康食品店にある小麦粉を使わないパンを買うようにしよう。なかには「本物の」パンとおなじほどおいしい製品がある。小麦粉のパンを、消化のよい穀類のパンに代えてみると、体調がよくなるのにびっくりするだろう。

小麦の代替品になる穀類には、以下のようなものがある。

●キビ　●米　●キノア（アンデス高地産のアカザ属の植物）　●大麦　●トウモロコシ
●オート麦　●ライ麦

★キビはどうしてからだにいいのか

キビはインコの餌になるだけでなく、もっともすぐれた穀類である。この小粒の穀類を小麦粉に混ぜてポリッジ（オートミールなどを水やミルクで煮たかゆ）にしたり、ときにはパンにしたりすることもできる。

キビにはマグネシウム、カリウム、鉄分が豊富なうえに、タンパク質の含有度が高くデンプンが少ないので、消化に非常に適している。キビにはまたグルテンがなく、ほかの穀類よりはアルカリ性が強い。つまりキビはすべての穀類のなかで、消化器系にもっとも負担をかけない食品である。だから消化器系の病気をもつ人たちには、治療期間中の理想的な食品になる。しかし、キビをおいしい食事にしあげるのは、それほど簡単ではない。それでも付録のレシピを見ていただければ、心配はなくなるだろう。

★米はどうしてからだにいいのか

米は小麦についで、世界で二番めに消費される穀類である。わたしの好みの穀類だが、推奨できる米は玄米でなければならない。白米には実際にビタミンBはないし、精米の過程で健康にもっとも好ましい成分が失われる。さらに白米は精白され、調理のまえに洗米される。だから小麦より消化はよいが、栄養価ではたいしたことはない。

それにひきかえ玄米は、ビタミンBをたっぷりとふくみ（これは神経系に有効）、さらにガンマオリザノールという、消化器系の粘膜の回復を助ける脂質をふくむ。玄米にはなかでも、結腸の清掃にもっとも有効に役だつ成分がある。玄米はあなたの腸壁に何年もかけて密着した物質を、まるでホウキのように一掃するだろう。解毒期間中に玄米を食べると、肝臓のはたらきに大きな助けとなる。玄米は肝臓がより以上の仕事をこなすために必要な、すべてのミネラルとビタミンをふくむからである。

米では有機栽培のジャポニカ（短粒種）がベストだが、ジャポニカにはデンプンが多すぎるので、わたし個人としてはバズマティ米（南アジア産の長粒種）を選んでいる。こちらは味わいが軽くて調理しやすいが、両方を比較して好きなほうを選ぶようにしよう。

★キノアはどうしてからだにいいのか

アンデス高地原産のキノアの食用は、一五〜一六世紀のインカ帝国の時代にまでさかのぼり、ずっと「穀類の母」と呼ばれるほど重視されてきた。キノアは米にくらべてタンパク質にとみ、カルシウム、マグネシウム、鉄分がはるかに豊富である。キノアには、あらゆる種類の必須アミノ酸があるので、完全なタンパク質食品であり、消化にも非常に好ましい。しかし、わたしの味覚では味つけをしないと食べにくい。

★大麦はどうしてからだにいいのか

紀元前六〇〇〇年から食用にされた大麦は、現在では、おもに家畜の飼料か、ビールやウィスキーの原料に使用される。大麦はグルテンを大量にふくむ穀物で、朝食用のセレアルやパンにすれば、たぶん小麦よりも腸にいいだろう。とろみをだすために、スープやシチューにくわえてもいい。

★トウモロコシはどうしてからだにいいのか

トウモロコシはビタミンAを中心とするビタミン類と、ミネラル類にとんでいる。生のトウモロコシにはビタミンCが豊富なので、アメリカでは工業生産のビタミンCの主原料に使用される。

未成熟のトウモロコシは、スイートコーン用に使われる。熟成したトウモロコシはトルティーヤ、ポレンタ、ポップコーン、コーンフレークに利用される。48時間浄化法のあいだ、ポップコーンやコーンフレークは食べられないが、ポレンタだけは許される。炭水化物がほしいのに玄米を食べたくなければ、代替プランとしてのポレンタは悪くない。

★オート麦はどうしてからだにいいのか

オート麦の栽培に最適の気候のスコットランドでは、この穀類が非常に好まれる。粉砕したオート麦は粉にされ、オートケーキやオートミールのような製品になる。しかしオート麦は、寒い時期に好まれるポリッジと呼ばれるオートミールや、コレステロールの低さでも知られている。

オート麦やポリッジは、小麦から離れるときの適切な代案だが、からだを酸性にするので(塩分と糖分をふくむことが多い)、48時間のプランでは大きな役をはたすことはできない。しかし凍《こご》える冬の朝食には、クリームと砂糖を使わないで豆乳を代用したポリッジは、元気な一日のスタートにぴったりだろう。

★ライ麦はどうしてからだにいいのか

ライ麦製のパンは、スカンジナビア半島とドイツでとても人気が高い。ライ麦の粉にはグルテンが非常に少ないが、密度の高いずっしりしたパンができる。ライ麦には小麦についで酸が多いので、48時間のプランでは使えない。しかし、浄化法の準備期の数週間や浄化後に、小麦の代替品として使うことができる。ライ麦の糖分は体内で非常にゆっくりと吸収されるので、インスリンのレベルを急激にあげるようなことはない。オーガニックな黒パンには、小麦粉を主体にして少量のライ麦がまざっているから、この黒パンを買って試食してみよう。

豆類はどうしてからだにいいのか

一般に使われる豆類には、以下のようなものがある。

●アズキ　●ヒヨコマメ　●インゲンマメ　●サンドマメ　●ササゲ　●グリーンピース
●レンズマメ　●ピーナッツ

以上の貴重な豆類は、タンパク質とデンプンの混合体でできており、脂肪が少なくて繊維質が多い。菜食主義者や48時間プランの実践者には、適切なタンパク質の摂取源になる。しかし、これらには八種の必須アミノ酸のすべてがふくまれていないので、「不完全タンパク質」と呼ばれている。それをおぎなうには、豆類といっしょにシード類をとるようにすればいいだろう。ご飯にたきこむのも、最適の方法のひとつである。アズキは豆類のなかでも、もっとも解毒作用が強い。

ダイズと豆腐はどうしてからだにいいのか

ダイズにはタンパク質が豊富で脂肪が少なく、豆類ではピーナッツとともに、もっとも完全な食品のひとつである。ダイズにはまた、女性のからだのホルモンバランスを維持する植物性エストロゲンという成分がふくまれている。現実に豆腐が大量に消費される日本では、閉経に関係する病気はそんなに見られない。解毒期間の食卓には、なんの心配もしないでダイズを使うことができる。ダイズからつくる豆腐は、四角く切ってサラダにいれたり、手早くいためたり、ドレッシングにまぜたりして使用できる。豆腐は非常に調理しやすい食品である。

豆乳も粘膜の形成に好ましい製品なので、解毒中にも広く使うことができる。しかし、肉がなければ生きられないという人のために、ウイークエンドや48時間プランのあとにミルクやマヨネーズがあるし、豆腐や豆乳がある。このように浄化法のメニューは多彩なので、心配しないでいただきたい。

6章 リンパ系を刺激してやろう

リンパ系はからだの排水溝のように、細胞の廃棄物を集めて捨てるところまで、すべての仕事を一括して引き受ける。廃棄物はリンパ節でフィルターにかけられ、感染性の微生物がいないかどうかを調べられたあと、血流中に捨てられて肝臓に移動する。そして、肝臓でさらに分解されて排出される。

リンパ系は実際に、血管系に平行して走る二次的な循環系だが、血管系とちがって独自のポンプ器官をもっていない。だから、より効果的に活動しようとすると、援助が必要になる。われわれは呼吸したり動いたりするたびに、リンパ系の手助けをして、三リットルのリンパ液をリンパ節と血液を通じて循環させる。リンパ系に満ちているリンパ液は淡い黄色の液体であり、血液の成分の血漿《けっしょう》と非常に構成がよく似ている。

われわれのからだには、何百というリンパ節が広がっている。長円形か豆型のリンパ節には、ピンの先くらいの大きさから、インゲンマメくらいの大きさまで、さまざまの幅がある。からだはこうした小型の巧妙なフィルター設備を使って、血中にはいり、組織に広がろうとする感染体や異常な粒子を、効果的に阻止することができる。リンパ節はまた、白血球の一種のリンパ球をつくりだして貯蔵する。リンパ球は感染体と戦ったり、細菌を消化したりする役割をする。われわれが病気になったり感染したりすると、ふつうは感染した箇所の近くに小さな固いグリグリができるが、これがリンパ節である。

リンパ節はおもにどこにあるか

●首　●のど　●胸の全域　●腹部　●わきの下　●ひじの上部　●鼠蹊部《そけいぶ》（もものつけ根のあたり）　●ひざの関節のうしろ

リンパ系が感染体に襲われたり、大量の毒素の負担がかかったりすると、組織に乱れがでることがある。うっ血したリンパ節は正確に排水しなくなり、リンパ系の循環ペースが落ちて、細胞は十分な栄養や保護を受けられなくなる。はれあがったリンパ腺、痛みと苦痛、のどの痛み、高熱、皮ふのかゆみなどは、細胞かリンパ液に毒素かウイルスが侵入したという警告を伝える信号である。水分の滞留《たいりゅう》もリンパ液の悪循環の徴候になる。

からだの組織は、リンパ液が阻害される箇所に応じて反応する。たとえば、頭と首のリンパ節がうっ血すれば顔色が悪くなり、あごのあたりに、ふだんよりも水分がたまるかもしれない。

エステなどの「むくみをとるマッサージ」で、実際に不活発なリンパ系を活気づけることができるが、家庭でも自分の手で日常的におなじことができる。

リンパ系を活気づける方法

★スキンブラッシングという方法

皮ふは人間の最大の器官である。皮ふは腎臓、肝臓、小腸とおなじく排出器官であり、一日に五〇〇グラム以上の老廃物と毒素を排出する。皮ふが無数の死んだ細胞でおおわれたり、毛穴がふさがれたりすれば、毒素や不純物がからだにのこり、老廃物を排出するほかの器官の負担が重くなる。

スキンブラッシングは、皮ふに本来の仕事をさせる手軽で、手早い有効なテクニックである。これは毎日のシャワーや入浴のまえに肌をブラッシングする方法だが、時間に余裕のあるウイークエンドには、かならず実行するようにしよう。このためには一〇分間しかかからないが、急いでいるときなら五分ですますこともできる。スキンブラッシングには、以下のようなメリットがある。

- 血行をよくする
- リンパ系を刺激する
- セルライトと闘いやすくなる
- 肌の感染症

skin-brushing

スキンブラッシングで リンパ系を刺激

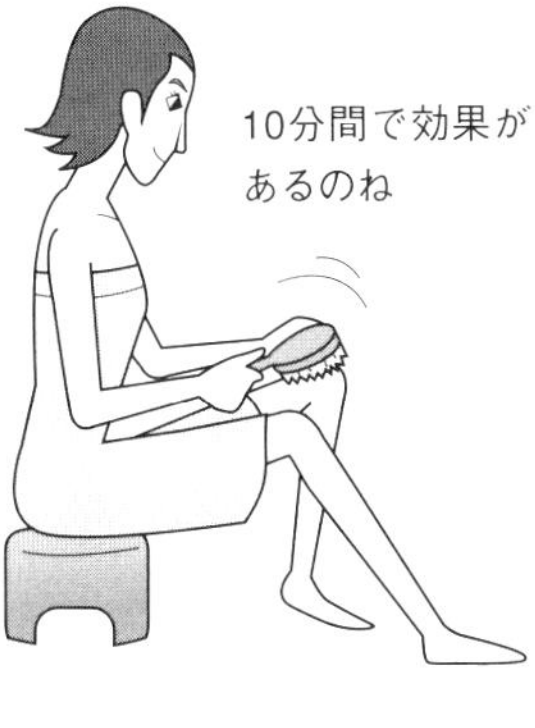

と炎症を予防する　●からだの元気を回復する　●からだを若返らす

まず、ボディーブラシがなければ購入しよう。プラスチック製でなく、天然の素材の製品を選ぶようにしよう。このブラシでシャワーや入浴前の乾いた肌を、足の裏からはじめて、もものほうに力をいれてこすっていこう。両足がすんだら腹部に移り、時計回りの円運動でこするようにする。大切なのは、血液がもどる心臓の方向にブラッシングすることである。さらに太ももの裏側からヒップにかけてこすり、背中も手のとどく範囲を、できるだけ強くブラッシングしよう。ももとヒップは、脂肪細胞がもっとも集中しやすい箇所である。

上半身と背中が終わったら、ブラシの向きを変えて首の根元の前後を、血液の流れる方向にそって、上から下へとこするようにしよう。そして、最後に手と腕を、まんべんなくブラッシングしよう。腕をあげて、わきの下をこすることも忘れてはいけない。顔はこするべきではないが、うなじと頭皮はしっかりこすっておこう。このブラッシングが終わると、元気がでることに気づくにちがいない。ブラッシングが習慣になると、もうやめられないだろう。

★熱いシャワーと冷たいシャワー

スキンブラッシングをしにくい事情があったり、気候が寒すぎたりするときには、リンパ液の流れをよくして免疫力を高めるもうひとつの方法がある。それはシャワーを浴びて、からだを洗ったら、約一〇秒間だけ冷水シャワーにし（少しずつのばして三〇秒にするのが望ましい）、そのあとまた一～二分、温水シャワーを浴びる方法である。これを三～四回くり返したら、最後は冷水シャワーで終わるようにしよう。

温水で肌が温まるにつれ、血液とリンパ液がからだの表面を勢いよく流れて熱を分散し、重要な器官を熱にあてないようにする。つぎに冷水をからだにあてると、血液とリンパ液が体表を勢いよく流れ、体内器官の保護にあたる。これはほんとうにリンパ液を活気づける、じつに適切な方法であり、しかも経費がかからない。

このときシャワーの勢いを最強にすれば、セルライトの解消にも結びつく。片手でセルライトのある太もも、ヒップ、腕などに強いシャワーをあてながら、もう片手でマッサージするようにしよう。

★からだを動かそう

ポンプ機関のないリンパ系は、筋肉の動きに頼って、上方へ押しあげてもらっている。だから不活発なリンパ系を活気づけるには、日々の身体的な運動が大切になる。定期的にできさえすれば、どんな運動でもいいだろう。軽いジョギングもいいが、だれにでも向くわけではないだろう。早足で歩いても、とくに上り坂では、ジョギングとおなじくらいの効果があがる。日に一〇分から二〇分以上歩く必要はない。

リンパ液のためのベストの運動のひとつは、日に一〇秒だけ、飛んだり跳ねたりすることである。これは地球の重力の力を借りる方法であり、ジャンプの頂点にいるときのあなたの体重はゼロになる。そして着地したときには、重力が二倍にも三倍にもなってかかってくる。ひざの関節に問題がなければ、リンパ液はこの運動で毒素を排出する。

飛んだり跳ねたりするのが苦手なら、プールや海にいって、水のなかでジャンプするのが非常にいい代案になる。水は体重を支えてくれるので、ひざの関節にも負担はかからない。プールのできるだけ深いところへいって、水が胸骨《きょうこつ》のあたりまでくるところでジャンプをくり返そう。または、その深さのあたりをゆっくりと走ってみよう。あなたに規則的に運動をする習慣がなければ、穏やかに運動する時間を少しずつのばすようにしよう。リンパ系を活気づける運動については、10章にも提案がある。

★自分でするマッサージ

からだを強くマッサージするのも、リンパ系の排出の仕事にプラスする。これは専門家たちのマッサージを、自宅でもできるようにする方法である。わたしのばあい、この方法で、無視していた触覚と嗅覚を回復することができた。

マッサージの効果をあげるために、アーモンドオイルか、コールドプレスしたバージンオリーブオイルか、いつも使っているオイル類を使用しよう。ウイークエンドにくつろごうと思ったら、エッセンシャルオイルを使うのも、いい考えだろう。

●基本になるオイル
どんな肌にでも向く――アーモンドオイル
脂性《あぶらしょう》か中間の肌――グレープシードオイル
敏感な肌――ホホバオイル
ドライスキン――ビタミンEオイル
ふつうの肌（常用品がなければ）――バージンオリーブオイル

●エッセンシャルオイル
ふつうの肌（リラックス用）――ラベンダーオイル
ドライスキンか中間の肌――乳香《にゅうこう》（トスゴム）
成熟した肌――ローズオイル
強いドライスキン――パチョリオイル
脂性か吹きでものある肌――ビャクダンのオイル
どんな肌にでも向く（殺菌用）――ユーカリオイル
どんな肌にでも向く――ジャスミンオイル

マッサージにはエッセンシャルオイルを単独で使ってはならない。小さなカップに小さじ一～二杯の基本的なオイルをとって、エッセンシャルオイルを三～六滴ブレンドするようにしよう。それをくり返して使えるようにするには、基本的なオイルのボトルに五～一〇滴のエッセンシャルオイルをブレンドしておいて、小出しにして使えばいいだろう。

このブレンドしたオイルを手か指につけて、モイスチャークリームのように肌にすべらせてみよう。乾いた肌がびっくりするほど早く吸収するだろう。ここでつけすぎても心配することはない。多めにつければつけるほど、マッサージしやすくなるだろう。

リンパ系の排出活動を促進するには、血流がもどる心臓の方向にマッサージすることが大切である。頭から下へ、足から胃へとマッサージしよう。ここでは、まず頭からはじめることにしよう。マッサージは湯あがりか、シャワーを使ったあとの肌のしめっているときのほうが効果があがる。バスタブのふちにすわってすれば最高だろう。

●頭のマッサージ

安定した椅子かなにかに腰をおろし、背中を壁面にもたせかけるようにしよう。つめを立てないようにして、指の腹で頭皮をゆっくりとマッサージし、オイルをしみこませるようにする。この運動はヘアにもいいが、神経が信じられないほど休まるだろう。

●顔のマッサージ

手のひらで小さじ一杯のオイルを温めてから両手を軽くこすりあわせ、顔全体に手早く塗りつけよう。鼻から外にかけて、指先で顔全体を軽くたたこう。つぎに、ヘアの生えぎわから指で小さな円を描くようにしてマッサージし、顔の輪郭にそって下方に移る。あごまでいったら、親指と人指し指で肉をつまむようにし、その運動をあごの先から耳までつづけよう。

つぎに親指と人指し指で、眉から外側に向けて、やさしくつまむようにする。ひたいの中央とこめかみを、円運動でマッサージしよう。人指し指か中指で、鼻と目の下を軽くマッサージし、鼻から耳のほうに向かう。ほほでもおなじ運動をくり返し、それから耳のほうに向かおう。

つぎに指を鼻の下に移し、上唇までなでていこう。最後に、下唇の中央に人指し指をあて、もう一度上から下へとなでてやろう。耳たぶを引っぱってマッサージしたら、顔のマッサージは終わる。これで顔の血行がよくなり、顔色がよみがえるだろう。最後に両手をこすりあわせて顔にあて、目を閉じてオイルの香りと手の温かさを感じとろう。

●首と肩のマッサージ

首と肩は自分でマッサージしにくい箇所だが、オイルを手にとって、親指とほかの三本の指で肩甲骨《けんこうこつ》の上の肉をもみほぐし、肩全体をマッサージしよう。つぎに片方の手で、首をおだやかにもみほぐそう。

●腕、足、太もも、腹部、ヒップのマッサージ

手首の上に反対側の手の四本の指をあて、手首の下に親指をあてて、つかむようにしよう。そのまま力をいれてもみほぐしながら、腕の上方に移っていこう。こんどは親指と四本の指の位置を代えて、この運動をなんどかくり返そう。

つぎはすわって、片方のひざに反対側の足を乗せよう。乗せた足とおなじほうの手で足の親指を動かし、反対側の手の握りこぶしを使って、足の裏で円運動をしよう。かかとには圧力がかかるので、しっかりマッサージしておこう。最後に足の指を引っぱって、それぞれにオイルをしみこませよう。それがすんだら、反対側の足に移ろう。

バスタブのふちに腰かけて、両手で片方のくるぶしを強くもみ、ふくらはぎから、ひざの上までマッサージしよう。これをなんどかくり返したら、両手にオイルをとって太ももをマッサージしよう。片足が終わったら、もう片足でもおなじようにしよう。

腹部のほうは気分よく感じられるように、手で時計回りに円運動をしよう。ヒップを自分でマッサージするのはむずかしいので、シャワーを浴びたとき、ヘチマで強くたたく程度ですませておこう。

マッサージがすんだら、急いでシャワーで洗い流さないようにしよう。オイルがしみこむまでに、そんなに時間はかからない。皮ふは最大の器官であり、つけるものをなんでも血液中に吸収することを忘れないでおこう。せっかくのオイルの効果を、なくさないようにしよう。このマッサージをつづけるうちに、ストレスもコントロールできるようになるだろう。

7章 毒素とはどんなもののことだろう

わたしをふくむ代替医療の実践者の大半は、細胞に侵入してバランスをくずす物質のことを毒物と考える。毒物は食品のなかの化学物質から大気の汚染物質にまでおよび、炭酸飲料の砂糖から鎮痛剤にまでおよぶ。われわれが鼻や口からとりいれるものや、手をふれるどんなものでも毒物になることがある。否定的な考えや怒りも、健康に悪く作用する。器官のストレスになるすべてのものが毒物になり、毒素をつくりだす。

以下のリストを見て、あなたの生活で、健康に作用する毒物がどれくらいあるかチェックしてみよう。この本を読み終えたら、もう一度リストをチェックしよう。そして、ウイークエンドの48時間をすごしたあとに、ストレスになるものからどれくらい解放されたかを確かめてみよう。

●調理ずみのパッケージされた食品　●スナック菓子と炭酸飲料　●ファストフードとテイクアウト用の料理　●オーガニックでない食品中の殺虫剤と化学物質　●コーヒーと紅

茶　●アルコール類　●砂糖　●ニコチン　●処方薬　●一般市販薬　●気晴らしの薬剤　●定期的な航空旅行　●ひんぱんな電車旅行　●ひんぱんな車使用　●電磁波《でんじは》を流す電気器具　●規則的なTV視聴　●規則的なパソコンの使用　●習慣的な携帯やコードレス電話の使用　●不健康な人間関係　●ストレスの多い仕事　●ストレスの多い家庭　●運動をほとんどしないか、まったくしない　●新鮮な空気と太陽の光にほとんどふれないか、まったくふれない　●はたらきづめ　●呼吸法を実行しない　●瞑想しない　●ヨガやその種の活動をしない　●腰を落ちつけるひまがない　●のんびりする時間がない　●自分のための時間がない

★調理ずみのパッケージされた食品はなぜよくないのか

イギリスの指導的な食品問題の専門家のひとりで、サセックス大学教授のエリック・マイルストン博士は、調理ずみのパッケージされた食品に、少なくとも五〇〇〇種以上の化学物質が添加されていると見積もっている。

博士の計算では、現在の成人は一年に平均して六～七キログラムの食品添加物を消費する。なかには風味づけに使われる無害な添加物もあるが、多くの添加物には味がなく、潜在的に危険だと考えられる。

★オーガニックでない食品はなぜよくないのか

全英ラグビーチームの栄養士ロズ・カディアによれば、一般に流通している作物には殺虫剤、除草剤、殺菌剤が使われているので、健康にたいする影響が非常に心配だという。ロズは「オーガニックでない農産物を食べていると、年に四・五リットルの殺虫剤と殺菌剤のようなものを口にする長期的な実験に参加しているようなものだ」といっている。オーガニックな食品は比較的高くつくかもしれないが、とくに子どもにたいする長期的な影響を考えれば、そんなことをいっていられないだろう。

オーガニックな食品には、以下のような利点がある。

☆味がいい。

☆化学肥料や化学飼料で栽培されたり、飼育されたりしていないし、化学物質や殺虫剤に汚染されていないので、安全で栄養価にとみ、不純物がない。

☆環境にやさしい。

☆遺伝子組み替えがおこなわれていない。

☆動物の幸せが重視されている。

☆抗生物質や成長ホルモンが使われていない。

☆生産者はエコロジーと土壌《どじょう》科学の現代的な知識を活用するが、土壌を肥沃にし、雑草や害虫を防ぐ伝統的な方法も重視する。
☆自然な食品である。

だから、できるだけ新鮮で、純度の高いオーガニックなフルーツや野菜を求めるよう勧めたい。しかし、そのまえに産地を調べてみよう。地元でできた旬《しゅん》のフルーツや野菜が理想的だが、それが無理なことが多い。遠くからきた産品は、たとえば三日間の輸送のあいだに熟成する。時間がかかれば利用できる栄養素は少なくなるし、輸送費も高くつく。

産品の新鮮さを保証する方法のひとつに、クール輸送と低温・冷凍保存法がある。この方法では値段が少し高くなるが、冷凍期間中は栄養価が保存されるので、急速冷凍されたオーガニック食品もメリットをもっている。

★紅茶とコーヒーはなぜよくないのか

オーガニックでない紅茶とコーヒーは、ふつうは収穫のときに毒性のある化学物質を使った処理を受ける。カフェインをへらしたり抜いたりしたコーヒーには、シードの処理に使用する塩化メチレンやトリクロロエチレンのような化学物質が残留しているので、さらに悪い。紅茶やコーヒーなしですごせなければ、オーガニックな純度の高い紅茶かコーヒーを、一日に一杯だけ飲むようにしよう。そして鎮痛剤やソフトドリンクに、カフェインが隠されていることを忘れないようにしよう。

★アルコールはなぜよくないのか

肝臓を問題にすれば、アルコールには確実に毒性がある。アルコールの九五パーセントは肝臓で代謝されるので、肝臓は大きな仕事をしなければならない。あなたに晩酌の習慣があれば、金曜日から日曜日までの三日間、酒を飲まなくてもリラックスできることを試してみるのも悪くないだろう。一～二週間飲まなくても問題がなければ、アルコール中毒の心配はないだろう。

★砂糖と人工甘味料はなぜよくないのか

すでに書いたように、砂糖は免疫力を低下させる。さらに、糖尿病のような多くの病気の原因になる。毒性のほうでは、われわれのからだにとりついている厖大《ぼうだい》な微生物は、甘い食品を好んで繁殖する。糖分の多い食生活をすると、微生物、カビ、寄生虫が繁殖して細胞内に侵入し、カンジダ（pHのアンバランスの攻撃的な形式）にかかるか、最悪のばあいは糖尿病になる。カンジダにかかる人の九〇パーセントに、糖分をとりすぎる傾向がある。

人工甘味料のほうも以上のような理由で、より健康な食生活になにひとつプラスにならない。人工甘味料をつくる化学物質については、まだ十分な知識がないので、長期的な影響はわからないが、なんとか避けるようにしたほうが安全である。

★ニコチンはなぜよくないのか

ニコチンはもっともやめにくい麻薬だといわれることが多い。液体になったニコチンは強力な毒物になり、ただ一滴のニコチンを注射しただけで、完全な致死量になるだろう。多くの専門家は、ニコチンにヘロインより強い習慣性があると考える。喫煙は過敏症、炎症、アレルギーの原因になり、ビタミンCのような抗酸化物質を破壊して、免疫力を低下させる。タバコには何千種という毒性のある化学物質があり、タールは知られているように気管支炎、肺気腫《はいきしゅ》、ガンのような数多くの病気の原因になるだけでなく、老化にも関係する。

たしかにタバコはやめにくいが、切りぬけなければならないのは、ニコチンというひとつの毒物だけである。だからウイークエンドを、決定的に切りぬける準備段階だと考えよう。医師のところへいって、おなじく毒性はあるが、ニコチンの代替品を相談してみるのも悪くはないだろう。今日では、禁煙の手順はきちんとプログラム化されている。

★薬剤はなぜよくないのか

48時間の解毒のあいだには、薬剤の使用もできるだけへらさなければならない。合法だろうと非合法だろうと、漢方だろうと調合薬だろうと、薬剤にはすべて毒性があり、それを分解して排出するのは肝臓の仕事になる。だから薬をへらせば、肝臓を休ませることができる。

鎮痛剤、睡眠薬、トランキライザー、抗うつ剤には効果があっても、根本的な原因は治らない。48時間の計画では、薬を必要とする理由を探しだすようにしたい。わたしは現在のあなたに必要な睡眠薬や抗うつ剤を、すぐにやめようとはいわないが、より自然なハーブなどの代案を提案したい。このような代案が効けば、不眠に苦しむこともなくなるだろう。

★動きまわるのはなぜよくないのか

どんな乗り物を使う旅行も病気の原因になり、からだに毒素をつくりだすように思われる。ここでいう健康に悪い旅行とは自発的な旅行でなく、必要にせまられてする現代的な生活様式や輸送手段のことである。たとえば地下鉄に乗れば、鉛やアスベストや電磁波をふくむ、いろいろな毒物に関係する可能性がある。さらに混んでいる車内では病原菌に感染しやすいし、ストレスもけっして小さくない。

毎日、車を使っていれば、交通渋滞にいらいらするだろうし、まわりに充満した排気ガスも吸わなければならない。今日ではサイクリストでさえ、マスクをつけて大気汚染から身をまもり、ぜんそくや気管支の病気を予防しなければならない。

あなたが定期的に飛行機に乗れば、ストレスや時差ボケのほかに、機内を循環する空気から、ほかの旅行客の病原菌をうつされる危険性がある。高い上空ではまた、オゾン、放射線、酸素不足、大気汚染、エコノミー症候群におかされるかもしれない。不幸にして多くの人は、仕事や用事で動きまわらざるをえない。せめてウイークエンドくらいは動かないようにして、車にもなるべく乗らないようにしよう。

★電気製品はなぜよくないのか

どんな電気製品でも、電磁波をださない製品はない。電気製品によっては、高圧線の下にいるより強い電磁波をだすものがあるという。電気の問題を管理するイギリスの「パワーウォッチ」の技師で管理官のアラスデア・フィリップスは、つぎのようにいっている。

「今日では電気の消費量がふえているので、多くの科学者は健康に害があると考えている。電気製品はわれわれの免疫系を弱め、ガンやアルツハイマーのような病気の原因になっているのかもしれない」

電気製品を数分間使っただけで、気分の悪さ、頭痛、情緒不安定、集中力の欠如、不安、エネルギーの低下がおきることがある。

われわれは電気製品を身近において長時間使用するが、これらの器具の電磁波の強さはミリガウスで測定される。携帯は一〇〇ミリガウスの電磁波をだすので、もっとも「避けたい」電気器具の筆頭になるのにたいして、デジタル時計はわずか六ミリガウスしかださない。わたしは電磁波は低くても、ウイークエンドには、すべての電気製品を避けたいと考える。洗濯機やアイロンさえ避けるようにしたい。

電気製品のおかげで生活は便利になっているのだから、48時間のプログラムのあとも使わないでおこうとは主張しない。いずれにしても、あなたの未来は食生活とライフスタイルにかかっている。だから細胞を電磁波と毒素の被害から遠ざけるようにすれば、健康状態はよりよくなるだろう。

それに、ここで考えなければならないのは、電磁波の問題だけではない。ウイークエンドには神経系を静め、細胞を休ませて再生することを計画しなければならない。ラジオや洗濯機のような外部の「騒音」は、すべて計画の妨げになる。われわれが視覚的・聴覚的な氾濫《はんらん》に苦しんでいることを忘れないようにしよう。

●TVはなぜよくないのか

TVは電磁波をだすので、近くで見れば影響を受ける。それに音を小さくしても、神経系は視覚的刺激を受ける。TVはまた静電気をだしてほこりを引き寄せるので、ウイルスや微生物の媒介源になる。だからTVにカバーでもして、故障していると思うことにしよう。TVをつけなければ、マッサージや読書や長い散歩のような、いろいろなことができるのに気づくだろう。

どうしてもTVを見ないですごせなければ、せめて夜の八時か九時以降はつけないようにしよう。そうすれば神経系が休まって、寝つきがよくなるにちがいない。

●電気毛布はなぜよくないのか

電気毛布はからだにじかに浸透する電磁波をつくりだす。だから、ウイークエンドには使わないようにしよう。どうしても必要なら、三日間だけ湯たんぽを使うようにしよう。このほうがより自然だろう。そのあとも電気毛布が必要なら、少なくともベッドにはいるまえにスイッチを切っておこう。

●パソコンはなぜよくないのか

パソコンはとくに両サイドと背後から電磁波をだすので、パソコンとあなたのあいだに腕の長さの距離をおくようにしよう。携帯用のノートパソコンは、コンセントを切ってあれば害は少ない。トランスの電磁波は強いので、できるだけ遠くにおくようにしよう。ノートパソコンを使っている人なら、できるだけバッテリーを使うようにしたい。いずれにしても48時間のプログラムのあいだは、よく眠れるようにするために、夜の八時以降はパソコンを使わないようにしよう。

●ヘアドライヤーはなぜよくないのか

ヘアドライヤーを使う時間は短いが、身近に使ううえに、電磁波はより強い。三日間は髪を洗わないようにするか、洗っても時間をかけて、自然に乾かすようにしよう。

●電話はなぜよくないのか

あなたは携帯の習慣的使用をめぐって交わされた、脳腫瘍《のうしゅよう》の原因になるという論争を知っているだろうか。48時間は携帯を毒物だと考えることにしよう。脳腫瘍にまではならなくても、携帯を長時間使うと疲れるし、耳が熱くなる。コードレス電話の長時間の使用が原因となって、頭痛、耳鳴り、慢性疲労、記憶力の低下がおきるといわれている。

「パワーウォッチ」は、ふつうの電話には問題がないが、ウイークエンドには、むだなおしゃべりをしないようにしなさいといっている。静かにすごすという目的を忘れないで、ストレスや無用の騒音を避ける必要がある。

★そのほかの有害なものについて

そのほかの有害な項目には、すでにあげた以下のようなものがある。

●不健康な人間関係 ●ストレスの多い仕事 ●ストレスの多い家庭 ●運動をほとんどしないか、まったくしない ●新鮮な空気と太陽の光にほとんどふれないか、まったくふれない ●はたらきづめ ●呼吸法を実行しない ●瞑想しない ●ヨガやその種の活動をしない

●腰を落ちつけるひまがない

●のんびりする時間がない

●自分のための時間がない

以上の項目を解決しようとすれば、もう一冊の本を書かなければならない。ここではウイークエンドを自分のためにすごせるようにすれば、問題のいくつかは調整できるというだけにしておこう。以上のような問題を解決できるのは、あなた自身でしかないだろう。しかしウイークエンドには、このような現状を明らかにする時間があるし、いくつもの答えがではじめるだろう。ストレスを少なくすればするほど、ストレスの発生源に対応できるようになる。だからこそウイークエンドに静養し、外部の影響をシャットアウトして、自分のおかれた状況を再評価しようとするわけである。

以上の問題のなかで、技術的に解決できる項目については、ウイークエンドの計画で考えることにしよう。あなたは瞑想法や、適切な呼吸法や、気持ちを落ちつける運動法を学ぶだろう。あなたに問題がいくつあろうと心配することはない。48時間浄化法では、その多くにとりくめるだろう。

8章 ハイドロセラピーで治療しよう

読者の皆さんへのご注意

あなたに目まいや立ちくらみがあったり、高血圧や低血圧のような心臓関係や循環器系の病気があれば、この章の提案を注意して読み、害になりそうだと思ったら避けるようにしていただきたい。ちょっとでも疑問があれば、医師に相談するようにしよう。

ハイドロセラピーとはどんな治療法か

「ハイドロ」とは「水」を意味するギリシア語を語源とすることばである。ここからもわかるように、ハイドロセラピーでは水を使って、いろいろな病気を治そうとする。

ドイツのバイエルンにいたセバスチャン・クナップというカトリックの司祭が、その時代の多くの人とおなじく結核にかかっていることに気づいたのは、一八三〇年代のことだった。正統派の医学には、有効な治療法はないようだった。「水を使う治療法」の本を読んだかれは、それを試してみようと考えた。

クナップは高熱をだしていたが、凍りつくような川に飛びこみ、すぐにはいあがった。そして、温かい毛布をからだにまとって家に帰り、ベッドに寝て汗で毒を排出しようとした。かれは免疫系を刺激し、不活発なリンパ液を活気づけようとしたのである。毎日、この治療法をくり返したクナップは、数週間で体力をつけ、とうとう回復した。

現在もハイドロセラピーを学ぶクナップ・カレッジがあり、ヨーロッパの多くの病院やクリニックで実施されている。

ハイドロセラピーは関節炎の患者や、からだの一部が麻痺《まひ》した患者のリハビリテーションに大きな効力をもつ。しかし一般には、すっとんきょうな治療法と見られており、ぜいたくな湯《とう》治《じ》施設で金持ちにしか受けられない療法だと思われている。とはいえハイドロセラピーは、有効で有益な技術として真剣に考えなければならない。

わたしはハイドロセラピーを結核の治療法や、医学的な治療が必要な病気の治療法としようといっているのではない。そうではなく、からだがもつ自然な治癒力を強める予防的な方法として、心から推奨したいのである。また湯治施設で確認されたように、ハイドロセラピーでリンパ液の循環と皮ふの活力が改善され、セルライトも改善される。

ハイドロセラピーにはどんな効力があるか

●風邪とウイルスを予防する　●スタミナを増強する　●ストレスのレベルを低くする　●不眠症を改善する　●血液の循環をよくする　●神経系を強める　●免疫系を刺激する　●解毒を推進する　●不活発なリンパ液を刺激する

この章では、さまざまな入浴法を紹介しよう。これを読んで、自分にもっともあいそうな方法を選んでいただきたい。温度が指定されていても、それを一応の目安にして、自分のからだと相談することにしよう。熱さの感じ方は、人によってさまざまである。エッセンシャルオイルを使いたければ、好みのオイルを三滴ほどたらすようにしよう。

入浴法にはどんな種類があるか

三二・二〜三五度のぬるめの風呂につかれば、全身の毛穴が開いて発汗し、細胞が毒素を排出するきっかけとなる。また血糖値が低くなって、関節痛や筋肉痛がやわらぎ、結腸の蠕動運動が高まって、つまり腸が刺激される。おかげで毒素を排出したり、風邪を防いだりしやすくなり、ウイークエンドをすごしやすくなる。お湯を熱くすれば汗もでやすくなるし、毒素を排出しやすくなる。しかし、あまり熱くしすぎると、からだに害になることがあるので注意しよう。

風呂につかる時間は、一〇分から二〇分くらいが適切である。熱と発汗作用でからだは脱水状態になるので、風呂にはいる前後と、はいっているあいだは、大量の水分をとるようにしよう。

また一二・八〜一八・三度の水風呂は、組織にショックをあたえ、最初に組織を刺激して、心臓の鼓動のペースを遅くする。大きなストレスを受けていたり、頭を使いすぎていたり、不眠症にかかっていたりすれば、水風呂が大きな効力を発揮する。水風呂は血液を「さらさらにし」、血糖値を高めて、結腸の蠕動運動をゆるめるので、ぬるめの風呂の反対の効果をあげる。つまり水風呂では、血液は器官をまもろうとして下方に流れるので、組織のはたらきをゆるやかにする。

水風呂につかる時間は六秒から三〇秒くらいであり、それ以上はいっているべきではない。心臓の病気があったり、ぐあいが悪かったり、疲れているときは、水風呂にはいらないようにしよう。また、なにか病気にかかっている感じがあれば、避けるようにしなければならない。水風呂はじょうぶな人だけの浴法である。

エッセンシャルオイル浴にはどんな種類があるか

以下のエッセンシャルオイルの一種を、三滴から一〇滴、風呂にいれる方法がある。あるいは、全体で一〇滴をこえないようにして、エッセンシャルオイルをブレンドしてもいいだろう。

☆ラベンダー――抗微生物作用、殺菌作用、抗うつ作用、鎮静作用、解毒作用、治癒力の増強。エッセンシャルオイルを一種だけ買うとしたらラベンダーにしよう。

☆マツ――リフレッシュ作用、リラックス作用、癒しの効果。

☆カモミール――鎮痙《ちんけい》作用、鎮静《ちんせい》作用。

☆ペパーミント――抗炎症作用、殺菌作用。消化にいい。

☆メリッサ（セイヨウヤマハッカ）――鎮静作用、リラックス作用。

☆タイム――抗ウイルス作用、殺菌作用。

☆レモン――殺菌作用、抗細菌作用、鎮静作用。リンパ系に好適。

☆ローズマリー――頭とからだの刺激作用。鎮静作用には適さないこともある。

薬用浴にはどんな種類があるか

ソルトバス――これはバスタブにはったお湯に、一・三〜二・三キロの塩をいれる浴法であり、リラックスしたいときに利用する。ここでは少し高くついても、天然塩を使うようにしたい。お湯を熱くして、はいる時間を短くすればするほど元気がでるだろう。つかる時間は、一〇分から二〇分くらいである。

重《じゅう》そうバス——ぬるめのお湯か水をはったバスタブに、五〇グラムの重そうをいれる。これは湿疹、ジンマシン、かぶれのような皮ふの病気に効果がある。重そうはおだやかな殺菌作用をもち、毛穴を開いて、かゆみをやわらげ、皮ふの炎症を治療する。つかる時間は一〇分から二〇分くらいだろう。

オートミールバス——バスタブに満たしたお湯に、細かく砕いたオートミールを一〜二カップ（一二五〜二五〇グラム）いれる。肌の炎症、日焼け、すり傷、皮ふのただれに効力がある。つかる時間は一五分から三〇分。

リンゴ酢バス——バスタブにはったお湯に、一〜四カップ（二五〇ミリリットルから一リットル）のリンゴ酢をいれる。オーガニックな未加工のリンゴ酢を使うようにしよう。リンゴ酢バスはからだを解毒し、アルカリ性と酸性のバランスをとって、カンジダのような感染症の治療に高い効果をあげる。つかる時間は一五分から二〇分。

足浴にはどんな種類があるか

足浴には、48時間浄化法のあいだにあらわれる、あらゆる種類の症状を軽減する効力がある。バスタブのふちに腰かけるか、風呂の椅子に腰をおろし、大きめのプラスチック製の湯おけに足をつけるようにしよう。

●熱い足浴は以下のような効力をもつ。
体内器官の充血の緩和《かんわ》作用、頭痛の緩和作用、からだを温める作用、発汗をうながす作用、風邪を治す効果、リラックス作用、足の痛みをやわらげる作用（マスタードをくわえると、とくに効果があがる）、冷え性に有効。

熱い足浴は非常に単純な方法だが、効力が高い。湯おけにはった適温のお湯に、くるぶしまでひたすようにしよう。たえずお湯をくわえて、一定の温度をたもつようにしよう。好みのエッセンシャルオイルを一～二滴落として、足を一〇分から二〇分ひたしておく方法もある。最後に足に冷たい水をかけるようにしよう。これで発汗作用を、適度におさえることができる。そのあと、ひと休みして、たくさんの水分をとろう。

●冷たい足浴には、以下のような効力がある。
足の疲れ、便秘、不眠症、頭痛、鼻血、風邪の対策。

寝つきが悪かったり、頭の使いすぎに苦しんでいたりすれば、冷たい足浴は効果の高い方法

foot baths

足浴で自然治癒力を強める

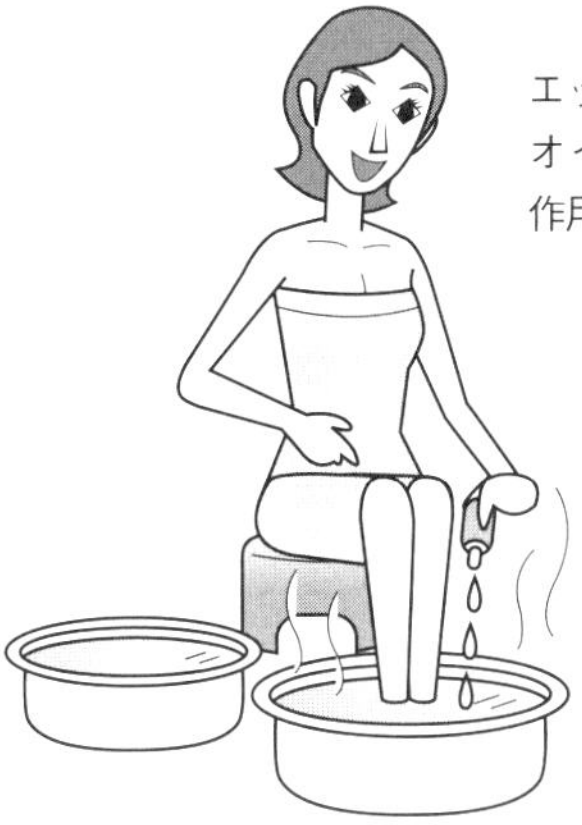
エッセンシャル
オイルで、リラックス
作用があるのね

になる。冷たさに耐えにくくなるか、足が温まりはじめるまで、冷たい水のなかに足をひたしておこう。

● 熱い足浴と冷たい足浴を交互にすれば、リンパ系が刺激を受ける。
体液の循環、静脈瘤《じょうみゃくりゅう》、不眠症、頭痛、高血圧症、免疫力の衰えの対策。

熱いお湯に一～二分足をつけ、そのあと冷たい水に三〇秒間つける。これを一五分間くり返し、最後に冷たい水のほうにひたす。

冷たい水は、肌を引き締めて強くする。顔に冷たいシャワーを浴びせながら、顔をできるだけシャワーに近づけておこう。水の勢いが強ければ、目にあてないようにする必要がある。シャワーをほほにあて、最初は時計回りにし、つぎは反時計回りにして、五～六回円を描いてあてる。最後にひたいに三〇秒間あて、さらにこめかみと、あごにあてるようにしよう。そのあと柔らかい温かいタオルで、軽く肌をたたいて乾かそう。

ハイドロセラピーを実行すれば、実際に免疫力を高めることができる。つぎの章では、免疫力を高めるほかの方法を検討しよう。

9章 あなたの免疫系を強めよう

微生物やウイルスは、この世界のどこにでもいる。われわれは微生物やウイルスを飲食物からとりこみ、空気中から吸引する。からだには微生物が共存するし、腸内にはたぶん一キロ以上の微生物が住むだろう。なかには健康に必要な微生物もいるが、確実に害をなす微生物もいる。

われわれは免疫系が弱まったときだけ病気にかかる。人類は数多くの微生物にとりかこまれているのだから、免疫系がなければ数か月で絶滅するだろう。わたしが独自に身につけた自然療法では、リンパ系を強めさえすれば、体内に侵入する微生物やウイルスを繁殖させることはないと考える。

つまり、化学的な薬剤だけに頼って微生物を殺そうとするのは、組織全体を浄化しないで表面的に対応しようとする方法である。興味深いことに科学者のなかには、家のなかを人工的にきれいにしすぎると、ぜんそくやアレルギーの原因になると考える人たちがいる。化学的に微生物に対応しようとするのは、人工的に家をきれいにする考え方にどこか似ている。われわれはまた、もっとも強力な抗生物質や殺菌剤にも抵抗力をもつ、新手の「超微生物」が出現していることを知っている。二一世紀の生活では、免疫系はひたすら弱まっていくように思われる。

われわれはどのようにして風邪やインフルエンザにかかるのか

ウイルスや微生物は、鼻や口などの進入路を通って体内に侵入する。あなたが疲れているときに、地下鉄のような狭い場所で、近くにいるだれかがクシャミをしたと考えてみよう。あなたがそのウイルスを片手につけて鼻にさわれば、ウイルスはのどにはいりこむだろう。のどにはいったウイルスは、タンパク質のふりをするので、のどの細胞にはいりこむことができる。そこで健康な細胞はウイルスの生産工場に変わる。あなたの組織はこのような毒素に感染した細胞に、体内をパトロールする「ナチュラル・キラー」（ＮＫ）細胞というリンパ球をふり向けて防衛する。

ここで「マクロファージ」という清掃細胞が戦闘に参加し、できるだけ多くの侵入者や老化した細胞を食べつくす。これらの細胞が食べきれなかったり、破壊しきれなかったウイルスは、のどの粘膜の無数の「繊毛《せんもう》」に運ばれて飲みこまれ、セキかクシャミにまぎれて、粘液とともに外にでる。

体内の戦闘がはげしくなるにつれ、からだは痛みを感じるし、のどはヒリヒリして、リンパ節ははれあがる。ウイルスがとくに危険だと、マクロファージは免疫反応を活気づけるタンパク質の「インターロイキン」を分泌しなければならない。この段階のあなたは手足や関節の痛みを感じるだろうし、体調はより悪くなる。以上があなたにペースダウンと休息を求める自然な方法であり、からだは戦闘に勝つことに集中する。

　インターロイキンは、からだのサーモスタットを強めて発熱させる。体温があがればあがるほどウイルスの増殖はスローダウンし、免疫細胞がより早く再生する。ときには脳細胞がふくれて、頭痛の原因になるかもしれない。しかし鎮痛剤は体温をさげるだろうから、いまは頭痛を治す手段をとるべきではない。体温がさがれば、ウイルスはまた生きのびるだろう。このように、ウイルスは熱を好まない。

　リンパ液（いまのあなたはリンパ液を循環させることが、どうして大切かを理解できるだろう）はまた、無数の「T細胞」や「B細胞」を運搬する。首の下方にある胸腺でつくられて保存されるT細胞はウイルスを攻撃し、骨髄《こつずい》でつくられるB細胞は「抗体《こうたい》」を生産する（骨髄は一時間に一〇〇〇万個のB細胞をつくりだす）。これらの細胞のどちらも、交信を専門とする樹《じゅ》状《じょう》細胞から戦闘に呼びだされるのを待っている。組織のすきまで、枝のような突起をだしている樹状細胞は、病気のつぎの段階で、ウイルスの断片を捕虜として集め、秘密兵器のT細胞かB細胞を捜しにいく。つまり捕虜を認識し、クローンとして反応することができるのは、T細胞かB細胞だけである。

樹状細胞は最終的に、一個の特殊なT細胞を見つけてドッキングする。この特殊なT細胞は、特定のウイルスと戦うために生涯をかけて待っていたのである。そして、こんどは数時間のうちに何千という細胞に分裂する。そのあと、これらのT細胞は血流に乗って、最終的な戦闘を開始する。あなたははれたリンパ節やセキなどで、その戦闘の模様を知るだろう。

いっぽうB細胞もまたウイルスを認識するが、戦闘の最前線にはいない。B細胞はそのかわり、武器の生産工場として稼働し、抗体となる何百万個という微小なタンパク質をつくりだす。これらのタンパク質は熱追尾式《ねっついびしき》ミサイルのように、新しく生まれたウイルスをターゲットにして自動的に追跡し、つかまえて麻痺させる。こうしてウイルスは、やがて一掃される。

このあと、新しい細胞が成長して破壊された細胞と交代し、ほとんどのT細胞は定められた仕事を成し遂げて死滅する。少数のT細胞が「記憶細胞」として生きのこり、おなじウイルスがまたあらわれても、すぐにやっつけるだろう。しかし、ウイルスのほうは突然変異し、新しく変装して復帰するだろう。

こうして見ると、からだはなんと驚くべきはたらきをしているのだろうか。T細胞、B細胞、NK細胞を豊富に健康に維持することが、いかに大切かを理解していただきたい。

以下に免疫系が作用する方法を説明しよう。

精神神経免疫学とはどんな学問か

精神神経免疫学（ＰＮＩ）とは、基本的に「心理学と神経系や免疫系のあいだの架《か》け橋」を研究する学問である。免疫力を強めたければ、この新しい科学を少し理解しなければならない。

科学者たちが細菌培養用のペトリ皿で、免疫細胞（リンパ球）と「交信する」神経細胞を発見したのは最近のことだった。科学者たちははじめて、セラピストたちが長いあいだ信じてきたことを受けいれたのである。それは大脳（感情）と免疫系のあいだに「関連」があるという考えだった。科学者たちはここで、大脳がリンパ球の作用に影響するらしいと推測した。こうして、感情と免疫の関係を研究するＰＮＩが誕生したのである。

健康な人では六つの場所に、リンパ球やＮＫ細胞と、そのほかのとくに病気と闘うために待機している細胞がある。リンパ球の生産センターに相当する六つの場所とは、肝臓、脾臓《ひぞう》、リンパ節、大腸、小腸、扁桃腺のことである。

★なにがＮＫ細胞の活力を低くするか

●慢性的なストレス　●慢性的な怒り　●運動のしすぎ　●運動不足　●過労　●栄養不足

ＮＫ細胞の最大の敵のひとつはストレスである。たえまのない精神的・身体的ストレスがあると、弱ったＮＫ細胞はついに減少する。ウイルスがきたときに、とりかこんでやっつける戦闘細胞が不足すれば、病気になるしかないだろう。

★有害なストレスには、以下の四つのタイプがある

☆有害な人間関係――友人、上司、パートナー、クライアントのような、あなたにたえず無力さや怒りを感じさせる人たち。こんな人たちを見捨てよう。

☆やりすぎ――足踏み水車のなかを走るハムスターのようなペースをゆるめよう。

☆睡眠不足――あなたが幼い子どもをもつ母親であればむずかしいが、このあとに、いくつかの救いの方法を紹介しよう。

☆人生を変えるような出来事が重なりすぎたこと――ある危機のあとには、大きな決断をしないでおこう。たとえば身近な人が亡くなった直後に、仕事を変えたりしないことである。

奇妙なことに、適切な種類のストレスが短時間に発生すると、ＮＫ細胞が活発になる。イベント会場の乗り物、スリルや軽い転落事故、恋愛のストレスなどが体内のＮＫ細胞の量をふやすことが確認されている。

★リラックスすることがどうして免疫系にプラスになるのか

ある研究で、化学療法中のガン患者にリラックスする訓練をさせ、治療の副作用を軽くする実験がおこなわれた。五年後に医師たちが発見したのは、リラックスする技術を実践し、マッサージのような定期的な「治療」を実行した患者たちに、より強力な免疫系のNK細胞の数がふえ、より長く生きたことだった。

からだが自然に分泌するアヘン（苦痛を弱め、幸福感を感じさせる薬剤）に、「エンドルフィン」がある。これをモルヒネの二〇〇倍も強力だと考える人たちもいる。NK細胞に感染症と戦う場所を伝えるのは、このエンドルフィンという自然の化学物質である。エンドルフィンの生産を高め、NK細胞をふやそうとすれば、習慣的に幸福感を味わって、リラックスしなければならない。

NK細胞の活動を高めるべつの方法があり、われわれはその方法をウイークエンドの計画のあいだに捜すことになる。以下のリストで、すでに実行していることや、ウイークエンドのプログラムでとりくみたいことをチェックしよう。

●運動（二〇分から三〇分の運動を一週間に最低で五回する）　●マッサージ　●恋愛
●ペットの飼育　●喜びと幸福感　●支援活動　●セックス　●楽しいことをする　●泣きさけぶ　●短時間の急激なストレス（イベント会場の乗り物、バンジージャンプなど）
●リラックスすること　●瞑想　●ヨガ　●適切な栄養

★免疫反応と症状の治療

われわれはからだの突然の変化に対応する方法を検討しなければならない。免疫反応が十分でないときにすべきなのは、休息して、食事の量と水分の量をふやすことである。

解毒中にもっとも一般におこる症状は頭痛と疲労感だが、それらは長くつづかないし、ふつうは三日間で消失する。なかには風邪のような症状や鼻炎をおこす人もいるが、これらも三日以内にすっきりするだろう。また、むくみや便秘を経験する人たちもいるだろうが、こうした症状は、からだが新しい食生活にあわそうとする兆候である。

からだを浄化しようとすると、すべての出口が必要になることを忘れないでおこう。だから解毒に役だつ風邪のような症状を喜び、からだがはげしく毒素を排出するときの辛さに耐えるようにしよう。排出路の詳細な情報は15章にある。

それでは苦しいときに、なにを食べればいいのだろうか。

☆便秘――リンゴ、ハチミツ、カンゾウ、イチゴ、ドライフルーツ（プルーンやアプリコット）。

☆むくみ――レモンのスライスをいれた湯、ディルかフェンネルのティー。

☆ガス――カモミールか、ディルか、フェンネルか、ペパーミントのティーか、あるいは少量のハチミツをいれて温めたビネガー。

☆吐《は》き気や嘔吐――フェンネルかペパーミントのティーと大麦を煎《せん》じた茶。症状が消えたらバランスを回復するために、レモンをしぼりこんだ湯を飲もう。
☆下痢――大麦を煎じた茶かペパーミントティー。
☆頭痛――こめかみをラベンダーのエッセンシャルオイルで軽くたたく。マスタードの足浴も伝統的な治療法である。
☆風邪とインフルエンザ――ビタミンC＋亜鉛のサプリメント。ビタミンCを大量にとると下痢をしがちになる。べつの薬を飲んでいたり、腎臓の病歴があったりすれば、ビタミンCをとるまえに医師に相談しよう。
☆のどの痛み――薬用トローチ形式の亜鉛。
☆セキ――ハチミツとレモンをブレンドした少量の水。
☆吹き出物――茶の木のエッセンシャルオイルを塗る。もっと水分をとる。
☆口辺《こうへん》ヘルペス――日に二～三回、レモンの汁を薄めないでつける。
☆不眠症――カモミールティー。枕にラベンダーオイルを二～三滴つける（目に近すぎないようにしよう）。足の水浴もいい。
☆重い生理――レモン汁をいれた湯か、ペパーミントやカモミールのティー。
以下のスパイス類も、さまざまな病気に効力をもつ。

☆チリペッパー――発汗作用があるので解毒を助け、うっ血をとる。生のチリペッパーにはビタミンCが豊富。
☆カイエンヌペッパー――循環をよくし、消化力をつけて、肺のうっ血をのぞく。
☆シナモン――吐《は》き気や消化不良に効く。下痢にもいい。
☆ターメリック――消化力をよくする。炎症や下痢にも効く。
☆ガーリック――風邪、感染症、腸内の寄生虫に効く天然の抗生物質のひとつ。血液をさらさらにし、血圧をさげる。
☆ジンジャー――消化を助け、吐き気をおさえ（ジンジャーティーを試してみよう）、体内の循環を刺激する。消化のときの痛み、腹痛、下痢にも有効。からだを温めるので抗ウイルス作用があり、解毒を成功させるのに不可欠。

10章 運動はどんなことに役だつか

規則的な運動をすれば、体重がへることは疑いがない。早足で四五分歩いて、これを週に四回実行すれば、食事を変えなくても一年で八キロやせるだろう。最高の栄養補給をしても運動をしなければ、からだは脂肪を効率よく燃やすことができない。栄養と運動を結びつけなければ、最高の結果をだすことはできないだろう。

だから出歩かない生活様式と重すぎる体重のために、数多くの健康問題がおきている。こうした病気は、慢性的な腰痛や関節痛から心臓病にまでおよぶ。48時間のプログラムでは、とくに運動が大切になる。解毒と同時に脱ストレスをはかれば、大脳（感情）の健康状態が向上するからである。すでに理解したように、ストレスが多すぎると悩みのタネになり、その出口が見つからなければ、からだに思わしくない影響がでる。運動は最高の出口のひとつになるだろう。

瞑想やヨガは心の平穏を見つける力になるが、からだは「逃げるか戦うか」という種類の活動でもストレスと闘わなければならない。二〇分から四〇分のエアロビック運動をすれば、エンドルフィンが放出されるので、われわれはこの「幸せのホルモン」で自分を治療することができる。エンドルフィンは運動のあとも、二時間くらい血中に残留することが確認されている。早足のウォーキングやサイクリングは、酸素の使用量をふやす耐久運動なので、エンドルフィンを分泌させるのに最適だと考えられている。

短距離競走のような非エアロビック運動は集中度が高いが、短時間の運動なので、筋肉は少ない酸素ではたらくことになる。だから、ここでは推奨できない。

といってもマラソンのトレーニングをする必要はない。どんな運動でもいいから、二〇分から四〇分つづけて、軽く汗をかけばいいのである。エンドルフィンを分泌させるのにどれくらい時間がかかるかは、運動の種類と個人によってちがう。プールで三〇分泳いで効果をあげる人もいれば、大音量で音楽を演奏するか、二〇分間踊っただけで目的を達成する人もいる。イヌをつれた四〇分の早足の散歩は驚くほどの効果をもつし、キックボクシングのような運動は抑圧された怒りを解放する。

ヨガのような運動や、規則的なエアロビック運動をすることで、わずか三か月のあいだに、心拍数《しんぱくすう》と血圧が劇的に安定することが知られている。不安、落ちこみ、怒りのようなストレスの徴候は、運動をはじめた初日の二〇分以内に消えることがある。定期的に運動するほとんどの人が報告するのは、エネルギーが高まって、よく眠れるようになり、明るい気持ちになったということである。そのおまけに、体重減と自尊心の高まりがついてくる。

はたらく母親が忙しすぎるのはわかるが、せめてウイークエンドくらいは、わたしの提案のいくつかを試みていただきたい。運動をはじめてメリットに気づけば、48時間の計画をつづける時間も見つけられるかもしれない。ベビーカーを押して、力をいれて歩くだけでもいいのである。

運動をする適切な理由

運動をすることには、じつに適切な理由がある。

●免疫力の増強　●ストレスの減少　●エンドルフィンの産出　●体重減　●心臓病の予防　●コレステロール値の低下　●骨粗しょう症の予防　●腰痛の予防　●骨と関節の強化　●高血圧の予防　●糖尿病の予防

読者の皆さんへのご注意

規則的な身体運動をしたことのない人、長く運動をしなかった人、健康に問題のある人、太りすぎの人は、ゆっくり運動時間をのばしていって、日に三〇分くらいまでにしよう。はじめは毎日、五分くらい運動をするだけでもいいだろう。なにか気になることがあったら、いつでも医師に相談するようにしよう。

推奨できるエアロビック運動には、以下のようなものがある。

●ウォーキング　●早足で歩く　●ダンス　●サイクリング　●スイミング　●足踏み運動のようなスポーツセンターのコース　●ジムの運動　●キックボクシング　●テニス　●ジョギング　●トランポリン

だれにとってもすばらしいウォーキング

ウイークエンドのプログラム用として、だれにでも向く早足のウォーキングを推奨したい。ウォーキングはまさに最高の運動であり、心臓と肺を強め、下半身のすべての筋肉を活動させる。体重を支える活動なので骨の密度を高めるが、衝撃は少ないので、ランニングやジョギングにくらべて関節にかける負担は少ない。ウォーキングは関節炎、骨粗しょう症、腰痛のような病気を防ぐために、もっとも勧められる運動である。

専門家によれば、女性は骨の病気にかかりやすい。妊娠、子どもを抱いて運ぶ必要性、重い荷物を運ぶショッピング、家事、ガーデニングといったすべてが、骨と関節に大きな負担をかける。また、週に二〇時間から四〇時間もパソコンを見てすごし、疲れきって帰宅しＴＶのまえにくずおれる人たちは、知らず知らずのうちに病気に向かっている。それは子どもでもおなじだろう。

だから、歩くようにしよう。早足で歩けば、おなじスピードのランニングよりもカロリーを燃やし、肺や心臓や筋肉を活動させることになる。汗をかけばかくほど、毒素も流れでることを忘れないでほしい。しかし、らくに話ができる程度のスピードで歩くようにしよう。それがエアロビック運動の目安になる。ダラダラ歩かないで、バスに乗ろうとするときのように、しっかりした足どりで歩かなければならない。三〇分歩く計画を立てるまえに、つぎのようなことを考えてほしい。

☆バスか電車を目的地の一駅前で降りて、その区間を歩く。
☆昼休みにウォーキングをする。
☆子どもといっしょに学校の往復路を歩く。子どもの健康にもプラスになるだろう。
☆ゴルフのときは、ホールとホールのあいだをできるだけ早く歩く。
☆エレベーターを使わずに階段をのぼり、エスカレーターは歩いてのぼる。
☆スーパーの入り口から、いちばん遠い駐車場に車をとめる。
☆近所の店まで歩いていき、荷物がなくてもリュックサックを背負う。
☆TVのリモコンを使わない。

☆ウイークエンドには多めに歩く。

ウイークエンドを地方ですごせば、歩くコースはいくらでもあるだろう。時間がかかるようなら、途中で水を飲む準備をしていってほしい。町中だったら大きな公園、川岸、急な坂のある高い場所にいってみよう。上り坂を歩けば、衝撃を吸収するためにべつの筋肉を使うので、エアロビック運動の範囲が広くなる。ウイークエンドのプログラムでウォーキングをするときは、以下のような注意が必要になる。

☆軽めのストレッチ運動（かヨガ）をして、筋肉のウォーミングアップをしよう。
☆頭と肩をリラックスさせておこう。
☆ゆったりとした着心地のいい服を着て、適切なトレーニングシューズか靴をはこう。
☆自由に動けるように、傘の代わりに防水コートを着ていこう。
☆両腕をよく振って、心臓をもっと動かそう。
☆ウォーキングが終わりかけたら、ペースを落として心を静め、使った筋肉のストレッチ運動をしよう。急がないで、時間をかけてゆっくりやろう。

ヨガはどのようにして健康に作用するのか

ヨガは脱ストレスと解毒のためのすばらしい運動である。病弱だろうと、年をとっていようと、太っていようと、運動が苦手だろうと、ヨガを実践することくらいはできるだろう。不可能に思える姿勢をとったり、からだをねじまげたりする必要はない。ヨガは五〇〇〇年の歴史をもつ科学であり、からだと心と精神を一体化するために考えだされている。ヨガには、運動、リラックスすること、呼吸法、瞑想法がくみあわされており、定期的に実行すれば、からだを強め、柔軟性を高め、おだやかさという感覚、精神力、幸福感を高めることができる。

ヨガを本格的にはじめようとすれば、先生についたほうがいいだろうし、今日では、いい本やビデオも数多い。しかし、試しにやってみるばあいは、着心地のよい服を着て、靴をぬぐだけでいいだろう。はじめに「アーサナ」という簡単なポーズから、楽しむことにしよう。なにより先に、ヨガの動きの基本をおぼえてほしい。

☆ヨガの運動の基本は背骨をのばすことにある。だから、どんなポーズをとるときにも背筋《はいきん》をのばし、背骨をのばすようにしよう。つまり胸をはって、できるだけ深く呼吸しようということである。

☆一度ポーズをとったら、リラックスして、からだをのばそう。とくに肩と首の力をぬこう。

☆背中に無理をかけないようにしよう。からだを重視し、からだの声を聞こう。

yoga

ヨガ

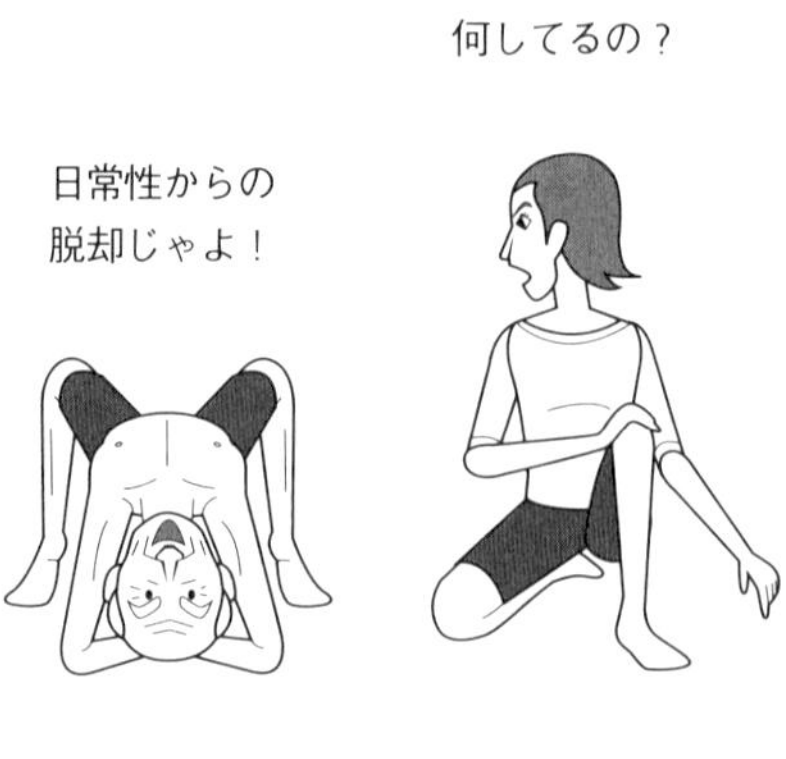

☆ギクシャクした急激な動きを避けよう。ポーズからポーズへ、ゆるやかに流れるように移ろう。
☆あるポーズをとったときに、呼吸法を忘れないようにしよう。四回くり返す呼吸からはじめて、自信がついたら呼吸の数をふやしていこう。
☆実技中の呼吸は非常に大切なので、呼吸の質に注意しよう。もがいたり、からだに無理強いしたりすれば、呼吸が苦しくなるだろう。からだにおだやかに集中すれば、ポーズにはいりやすくなるし、それがヨガの目的でもある。
☆からだの片方をのばしたら、かならず反対側でもおなじことをくり返し、バランスをとるようにしよう。両側におなじ時間をかけよう。
☆一回の実技を終わるときには、少なくとも一〇分間は「最後のくつろぎのポーズ」（シャヴァ・アーサナ）をとってリラックスしよう。

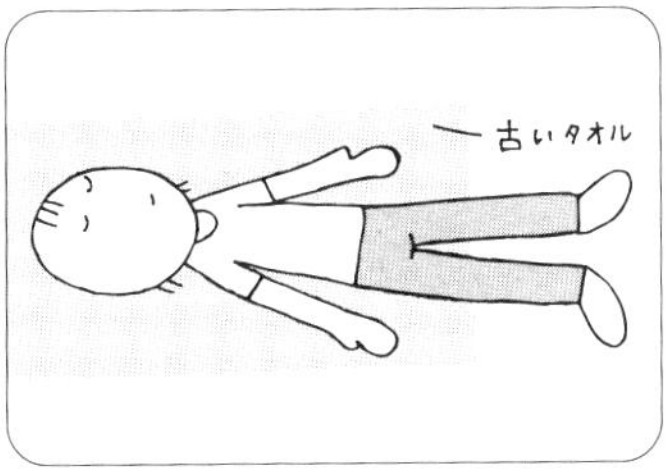

1・ウォーミングアップをしよう

●古いバスタオルかヨガマットとにすわって寝ころぼう。最初に背筋をのばして両手両足を広げる。足の指を外側に向け、両手はからだから少し離して、手のひらを上に向けておく。目を閉じよう。からだを二～三分間静止させ、腰、肩、あごを中心に全身の力をぬく。つぎに頭上に両手

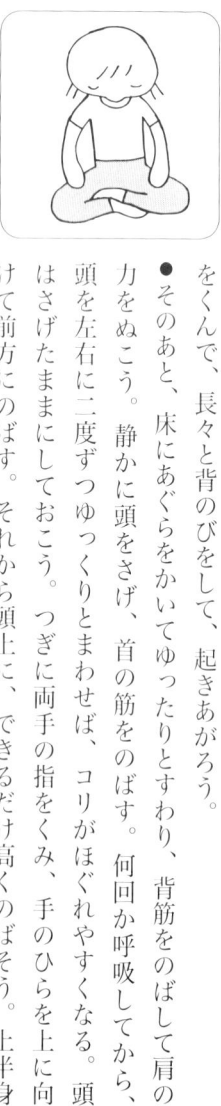

をくんで、長々と背のびをして、起きあがろう。

●そのあと、床にあぐらをかいてゆったりとすわり、背筋をのばして肩の力をぬこう。静かに頭をさげ、首の筋をのばす。何回か呼吸してから、頭を左右に二度ずつゆっくりとまわせば、コリがほぐれやすくなる。頭はさげたままにしておこう。つぎに両手の指をくみ、手のひらを上に向けて前方にのばす。それから頭上に、できるだけ高くのばそう。上半身を左右にのばしたら、腕を自由にしよう。それから背中で両手の指をくんで、からだをできるだけ前方にのばし、頭と背骨を一直線にする。しばらくしたら、もとにもどろう。

●つぎに仰向けに寝て、足を少しあげ、腹筋、背筋、足の筋肉をきたえよう。両腕を横におき、首をうんとのばす。あごは胸につけておこう。足の指を顔のほうに向けておく。息を吸うときに左足をのばし、右足をできるだけ高くあげる。足をそのままにして何回か呼吸し、息をはくときに足をもとにもどす。これを左足でもくり返そう。このポーズを気分よく感じるあいだ、何回でも交互にくり返そう。片方の足をあげているときに、もう片方の足の指を顔のほうに向け、強くのばしていると効果があがる。

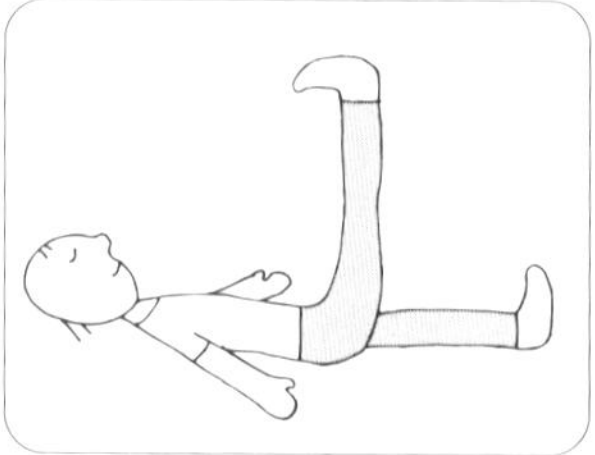

2・からだを前方にまげる（パシュチモッターナ・アーサナ）

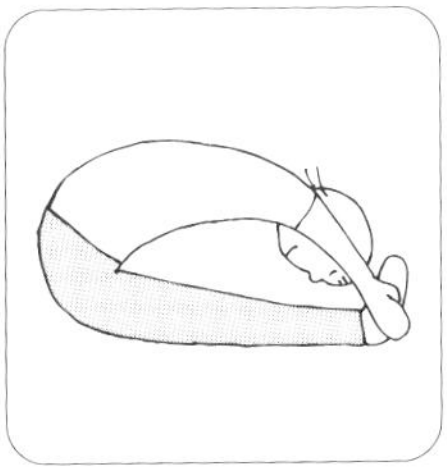

これはすわって背中をのばすポーズであり、腹部の器官はマッサージされて便秘が軽くなる。肥満にも効果があり、太もものうしろを引きのばして強くする。

両足を前方にのばしてすわり、足の指を顔のほうに向ける。からだを前にのばし、背筋をのばしたまま深く息を吸いこんで、両腕を頭上高くあげよう。つぎに、息をはきながら上半身を前方に倒し、胸がももにつくようにする。苦しくならない程度に、できるだけ近づけるだけでいいだろう。手がとどかなくても足の指に手をのばし、太もも、向こうずね、足首を握ろう。辛くなるまで握っていてから、息をはいて、腕とからだを後方に反らそう。効果を最大にするために、なんどかくり返し、それから仰向けに寝て休もう。

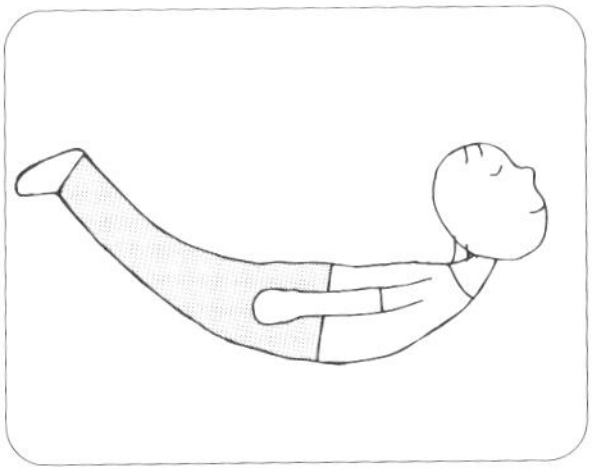

3・バッタのポーズ（シャラヴァ・アーサナ）

これは背中をまげるポーズのひとつであり、からだを柔らかくし、脊椎の神経を活気づけて、脊椎の血行を改善する。このポーズはまた下半身、腹部、太もも、ヒップを強め、副腎と腎臓を刺激する。

うつ伏せになり、両足を閉じてのばす。両手はわきにおいて、手のひらを上に向けておこう。息を吸いながら両足をあげ、両腕もからだから離してあげる。胸を反らそう。このポーズでなんどか呼吸したあと、もとにもどる。これを一〜二度くり返して休もう。

4・頭をさげたイヌのポーズ（アドームカシュヴァーナ・アーサナ）

これで背中、足、足首をのばし、腹筋をマッサージすることができる。四つんばいになり、肩の真下にくるように床に手をつく。息をはきながらヒップをあげ、ひざを床から離して逆V字型になる。胸を床につけ、尾骨をもちあげて上方につきだそう。頭を床につけ、それからもっとも高くあげる。かかとを床につけ、足をのばして休めよう。かかとに無理をかけないようにしよう。腕を休め、足をできるだけまっすぐのばす。できるだけ長くこらえてから、もとにもどって休息しよう。

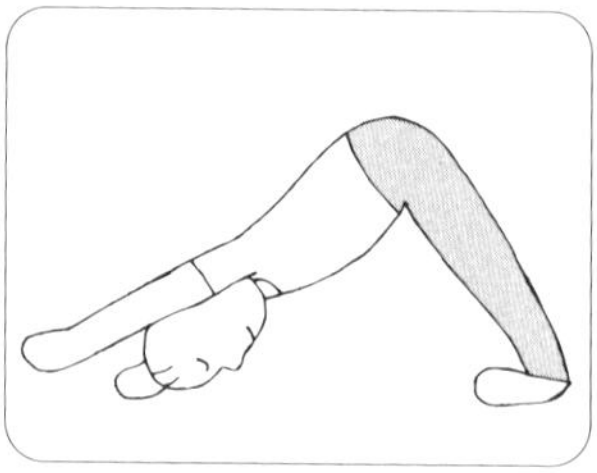

5・半分の肩立ちのポーズ（アルダサルヴァーンガ・アーサナ）

このポーズは全身に効果があり、ほかの内分泌腺《ないぶんぴっせん》といっしょに、甲状腺《こうじょうせん》がマッサージされる。免疫系と神経系にすばらしく有効で、気分も落ちついてくる。しかし、首に病気のある人は、試さないようにしよう。

仰向けに寝よう。腕を支えにして足とヒップをあげる。足はくっつけ

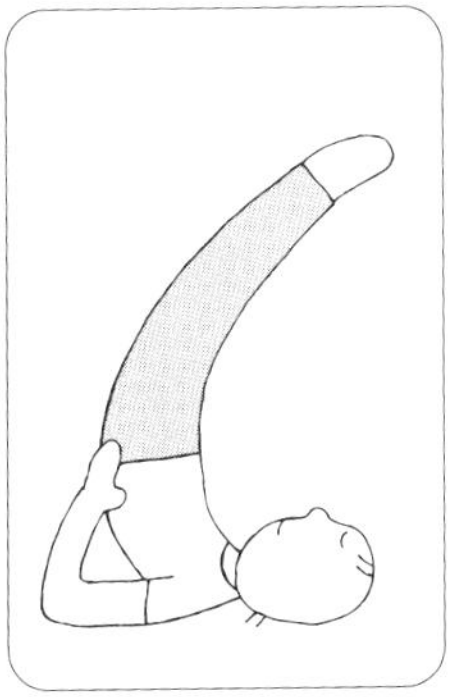

たままにしておこう。両手を腰にまわしてひじを床につけ、ヒップの支えにする。首を床につけたら、頭を左右にまげないでおこう。このポーズを何分かつづけてから、頭を床につけたま ま、ゆっくりと背中を床につけよう。あとは、足をのばして数分休もう。ヨガ教師のなかには「みんなが一日に一〇分から二〇分、このエクササイズをすれば、ダイエットの必要はなくなるでしょう」という人たちもいる。このあと、以上のポーズと対になるブリッジのポーズをとるようにしよう。

6・ブリッジのポーズ（セツバンダ・アーサナ）

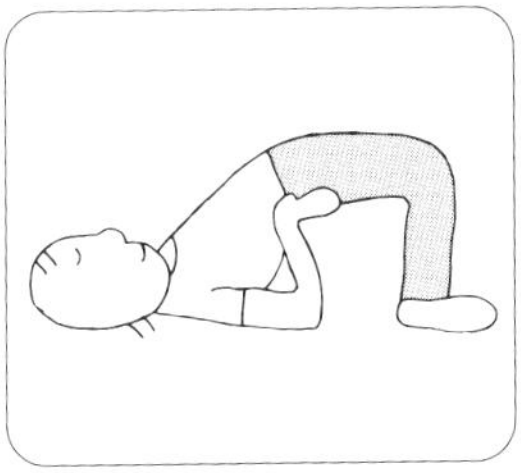

首をのばして強め、肩をほぐして背骨を柔らかくするポーズである。仰向けになり、ひざをまげて背筋をのばし、かかとをヒップにあてよう。両足を腰の幅に広げる。腕を両脇におき、息を吸って腰をあげる。上半身を後方に倒し、肩とおなじ高さにしよう。指を脊椎にあてて息を吸い、親指を腰にあてる。両足、肩、首、後頭部、上腕でからだを支えよう。もも、背中、首、肩がのびるのがわかるだろう。ひざ、足、足の指をまっすぐにしておこう。深く息を吸って、耐えられなくなったら、ゆっく

りともとにもどろう。

7・最後のくつろぎのポーズ（シャヴァ・アーサナ）

一つ一つのポーズの間に休憩が必要なように、すべてのアーサナが終わったあと、一〇分ほどの休憩が必須である。

このポーズで、からだと精神のエネルギーが解放されて、全身に適切に循環するようになる。仰向けに寝て足を広げ、足の指を外側に向ける。腕をからだから少し離し、手のひらを上向きにしておこう。頭と首はまっすぐにする。からだをリラックスさせるために、心のなかで「つま先をリラックスさせている……足首をリラックスさせている……足をリラックスさせている……」と、足の指から頭まで意識的にリラックスさせていこう。あなたの好きなだけそのままでいて、心からリラックスしよう。そのまま眠ってしまうことがあるかもしれない。

深く息を吸ってはき、腕と手をのばしたら、右側を向いて、からだを丸めよう。胎児のようなかっこうで二分間いてから姿勢を正し、あぐらをかいてすわろう。両手をひざにおき、目を閉じて一～二分間呼吸する。平和を吸って、愛をはきだそう。

11章 あなたのリズムを尊重しよう

自然のリズムは、さまざまな方法でわれわれに影響する。あなたがウイークエンドのあいだに最大の収穫をあげようとすれば、この章がいちばん役にたつだろう。

二四時間の周期だろうと、季節の変化の周期だろうと、地球の自然なリズムはわれわれに深い関係をもっている。すでに書いたように、48時間の計画を立てるときにも、季節や月の周期が関係する。ここで解毒治療中の活動を考えることにしよう。あなたのからだの細胞は、光に支配されている。自然にできるだけ近い状態で暮らそうとすれば、暗くなったら眠り、明るくなったら起きるようにすべきだろう。しかし、鳥でさえ人工の照明にだまされて、一晩中鳴きつづける二一世紀の世界では、こんなことを実行するのは非常にむずかしいだろう。とはいえ48時間の計画のあいだだけなら、十分に実行できるのではないだろうか。

幼い子どもをもつ母親がこれを読めば、そんなことは不可能だと思うにちがいない。途中で起こされないで、どうして八時間も眠れるのかというだろう。しかし、だからこそウイークエンドに、子どもから解放されることが大切になる。そうすれば一晩だけでも、必要なだけ眠ることができるだろう。

48時間の計画が終わったあとに、従来の就寝時間を変えることができなくても心配することはない。以下の計画をウイークエンドに試してみればいいだけの話である。予備知識と以下に提案するタイムテーブルは、ただの参考資料にすぎない。

体内時計はどんなことをしているか

われわれはさまざまな体内時計をもっており、その時計に一日のからだのはたらきを調整されている。そのなかで、もっとも重要なのは二四時間周期である。この二四時間周期は体温調節、ホルモン生産、目ざめと睡眠のような重要な生物学的過程に影響する。二四時間周期にトラブルがおきると、あらゆる病気の原因になる。

二四時間周期のリズムによれば、二度の自然な眠りの周期がある。それは午後一〇時から深夜までと、午後一時半から二時までのことである。あなたは午後の急なだるさを食事のせいにしてきたかもしれないが、食事より二四時間周期に関係があるのかもしれない。午後の昼寝(シェスタ)を習慣とするスペイン人たちは、われわれの知らないことを知っていたのだろう。あなたのからだが要求すれば、短い昼寝を勧めたい。とくに48時間浄化法のあいだは、昼寝をするようにしよう。

戦うか逃げるかするときのために、副腎でできるホルモンのコルチゾルも、二四時間周期で増減する。血中のコルチゾルの数値は、午前七時あたりにもっとも高いが、午後の遅い時間や夕方になると低くなる。

体温は完全に二四時間周期に従っている。日中に高くなり、午後から夕方にピークになって、午前二時から四時に低くなる。この時間帯には、自然死や自殺や、心理的に落ちこむ率が高い。これは自然のリズムと関係があるにちがいない。

からだのはたらきから見て、ある活動により適した時間帯がある。以下に、二四時間周期を生かした生活のプランがある。

ここでは古代インドのアーユルヴェーダの原理、一日のある時間とある器官を結びつける中国医学、われわれの自然な二四時間リズム、われわれのからだが何千年もまえから引きついできた方法などが参考にされている。

わたしはウイークエンドを、この青写真のとおりにすごしてほしいと主張しない。あなたは自分の時間を、自分の好きなようにすごせばいいだけである。しかし、こうした情報に関心をもって、生かしていただければと願っている。

体内時計に最適の生活計画

午前中のプラン

●午前六時〜七時

わたしの調査結果によれば、健康な生活のキーのひとつは、正しい時間に正しい方法で起きることにある。目ざまし時計を使わずに、日の出の時間に起きるのが理想的であり、夏なら午前四時、冬なら午前八時くらいになるだろう。

そんな生活に慣れるまでは、目ざまし時計が必要かもしれない。そのばあいは、もっとも遅い午前七時にセットしよう。気分に関係なく起きあがり、いつもの手順にとりかかろう。最初のうちは、ちょっとした疲労感や時差ぼけがあるかもしれないが、そのうち気分がよくなって、一日のこの時間を、なににも代えがたいと思うようになるだろう。朝のこの時間帯は気分のいいBGMを聞いたり、ストレッチ運動や呼吸法を実行したりして、静かにすごすのに理想的である。

ここで紅茶やコーヒーのかわりにレモンいりのお湯を飲めば、消化器系がほんとうに目ざめるだろう。午前五時から七時は排便の時間であり、腸を活動させるのに適している。目ざめたあとに、できるだけ早く排便すれば、夜のうちに蓄積された毒素や老廃物を追いだすことができる。なかには、起きてすぐ排便できない人たちがいる。しかし、朝の五分間か一〇分間だけ個室に閉じこもっていれば、腸が反応するようになり、それが自然の規則的なサイクルになるだろう。

●午前七時半〜八時半

運動でエネルギーを高める時間である。戸外にでて陽光と新鮮な空気にふれながら、二〇分の軽いジョギングか三〇分の早足のウォーキングをしよう。これでほんとうに目ざめて代謝が早まるので、体重をへらす役にもたつだろう。冬には、この時間帯を少し遅くするか、室内でヨガをするようにしよう。

●午前八時〜九時

肌をマッサージし、補水してやろう。スキンブラッシングをしたあと、温かい風呂かシャワーを使い、それからマッサージの技術を使ってみよう。

●午前七時から九時は胃の時間

健康な朝食で一日をはじめよう。長く食べなかったあとだから、からだはフルーツ、シード類、ナッツ類のような栄養素の多い食品を必要とする。運動のあとの一時間以内に朝食をとるようにしてほしい。炭水化物は脂肪としてストックされる以前にブドウ糖に変わり、必要とする筋肉に直接行き渡るからである。

●午前一〇時〜正午

調べものをしたり、整理したりするのに絶好の時間帯だが、これは48時間の計画のあいだにすべきことではない。この時間は、くつろぎや読書に使うようにしよう。

●正午

脳はここまでで使えるブドウ糖の四分の一近くを使っているので、からだは軽い食事を必要とする。ドライフルーツとシード類やナッツ類をとれば、脳のエネルギーを最大にするのに理想的である。コーヒーを飲む習慣があって、その日まだ飲んでいなければ、いまが最適の時間帯になる。これから午後二時までのあいだは、体温とエネルギーのレベルがさがりだすので、できるだけ歩くようにしよう。

午後のプラン

●午後一時から三時は小腸の時間

栄養素を吸収するのに最適の時間帯である。ビタミン類とミネラル類の豊富な食事をしよう。生の野菜とフルーツ、シード類とナッツ類、マメ類と玄米が望ましい。

●午後二時

ふつうなら、からだの自然なリズムが大きく低下する。できれば一五分くらいか、それ以上の昼寝をしよう。

●午後三時から五時は膀胱の時間で、午後五時から七時は腎臓の時間

午後三時から七時のあいだは、組織をきれいにするために、たくさんの水分をとろう。しかしオーバーにならないようにして、夕食のまえには水を飲まないようにしよう。これはまた糖分がほしくなる最悪の時間帯でもある。グラスに一杯のフルーツジュース、ハーブティー、シ

ード類、ナッツ類、フルーツをとれば血糖値を安定させることができる。

●午後六時

体温がもっとも高くなり、筋肉がいい状態になって温まるので、運動にもってこいの時間になる。三〇分の早足のウォーキングかヨガをしよう。

夜のプラン

●午後六時から八時は夕食の時間

眠るまえのからだに、食品を分解し、栄養素を吸収する余裕をあたえなければならない。眠っているあいだは食品を消化するより、細胞に回復のためのエネルギーを供給する必要がある。夕方六時以降にあまり食べないようにすれば、午後一〇時までには消化しきるだろう。遅い食事をすると、代謝のペースを高める結果になり、このため睡眠のパターンが乱れるもとになる。

この時間帯には、アルコールのマイナスの効果がいちばん少ない。消化器系には、たくさんの食品があるので、血液はアルコールをゆっくりとしか吸収しない。ウイークエンドは禁酒だが、ふだんの日なら飲酒の好機になる。

●午後九時から一〇時はからだを洗う時間

風呂にはいってマッサージをすると効果があがる。また、ゆっくりくつろぐことが大切だから、リラックスして瞑想したり、ヨガをしたりしよう。読書、おしゃべり、音楽鑑賞にも向くし、のんびりできることなら、なんでもやってみよう。書類を整理したりして、頭を使う仕事もしたい時間帯だが、ＴＶを見るのは感心しない。静かな番組でも、神経を興奮させるからである。午後九時以降には、頭を使う仕事はやめよう。ベッドにはいるまえに、おだやかな一時間が必要になる。

●午後一〇時～一一時

朝早く起きたければ、午後一〇時までにベッドにはいる必要がある。眠れなくても気にしないで、リラックスしていればいいだろう。

●午後一一時～午前三時は胆のうと肝臓の時間

体内をきれいにして修復するには、最適の時間帯である。たっぷりのコラーゲンと美しい肌を望むなら、午前三時まで、できるだけ深く眠ることである。遅い時間まで起きていると、眠りが浅くなって神経が休まらない。こんな夜がつづくと慢性疲労や、肌のくすみや、気分がめいる原因になる。研究者たちが証明したのは、十分な睡眠をとらない人たちの血中に、ＮＫ細胞が少ないことだった。

睡眠をとれば免疫系を刺激し、心臓と大脳中枢系を休ませることができる。また、すべての器官と筋肉を休息させることができる。夜間の成長ホルモンは肌を修復し、日中の活動のエネルギー源となる。適度の睡眠が、生物の生存にどんなに大切かわかるだろう。

12章 肝臓の浄化を考えよう

肝臓は体内で最大の固形器官であり、一般に考えられているよりずっと大きい。右肺の直下にあるこの器官には、一・五キロもの重さがある。肝臓は非常にもろいが、それ自体でほぼ完全に再生することができる。驚くべきことに九〇パーセントの組織を失っても、適切な条件さえあれば、わずか六週間で再生することができる。肝臓はじつに重要な器官であり、非常に大切な五〇〇に近い役割をはたしている。

肝臓はもっとも忙しいフィルターであると同時に、処理と代謝のための工場である。注射をのぞいて、からだにとりこむすべてのものは肝臓を通るので、肝臓はわれわれの健康のために、あらゆる瞬間にリサイクルと解毒にかかりっきりになる。この仕事が適切に運んでいれば、からだは有効にはたらき、体内を浄化して体重をへらしながら、もっとも健康な状態になる。48時間の計画では、われわれの化学工場としてのすばらしい器官を、入念にサポートしなければならない。

肝臓はどんな仕事をしているか

肝臓の仕事のいくつかをピックアップすると、以下のようになる。

☆解毒作用――たとえば薬剤や食品にふくまれる細菌のような毒物や老廃物をフィルターにかけて排出する。毎分、一リットル以上の血液を濾過《ろか》している。
☆胆汁を生産する。
☆コレステロールを生産する。
☆ビタミンA、B_{12}、D、E、Kをつくりだす。
☆酵素を産出する。
☆鉄と銅を貯蔵する。
☆炭水化物、タンパク質、脂質を代謝する。
☆死んだ血液細胞を始末する。
☆免疫系の健康を維持し、感染症と戦うマクロファージのような細胞を生産する。

「肝臓の危機」を感じとろう

肝臓の停滞がおきたり、解毒の必要が生じたりするのは、一般に毒素や食品をとりすぎたときのことである。とくに栄養価の高い食品や脂っこい食品をとりすぎると、肝臓はそのすべてを分解して排出しようとするあまり、はれあがって反応が鈍くなる。薬剤、カフェイン、アルコール、高タンパク質の食事、汚染物質や化学物質におかされた食品などが肝臓の危機に関係する。これらをとりすぎると、どれも肝臓を痛めつける。食べすぎたり飲みすぎたりした翌朝は、肝臓を助ける以下のような方法を考えよう。

1・肝臓のための最大の心遣いは、できるだけ飲んだり食べたりしないことである。たくさんの水と、野菜ジュースかフルーツジュースでがまんしよう。

2・それでも食べたいときは、新鮮な野菜か温野菜をたくさん食べるようにしよう。アブラナ科の野菜は肝臓の解毒作用を助け、負担を軽くするので、ブロッコリー、芽キャベツ、キャベツ、ケール、カリフラワーのような野菜が好ましい。

3・中国医学では、玄米が肝臓にいいと考えられている。玄米を少し食べてみよう。

4・昼すぎまで待って、その日の最後の食事をとろう。そうすれば肝臓と胆のうは、午後の一一時から午前三時まで、なにもしないで再生のサイクルをすごすことができる。

5・二日酔いを治すには、また飲まないことが大切であり、それどころか二日間はアルコールをとるべきではない。そうすれば、肝臓は早々とはたらきだすだろう。アルコールの九五パーセントが、肝臓で代謝されることを忘れてはならない。アルコールはブドウ糖やグリコーゲンのような有用な物質でなく、脂質に変換される。

6・二日酔いの治療用に鎮痛剤を飲んではいけない。よけいに肝臓に負担がかかる。

糖分と肝臓はどんな関係にあるか

肝臓の健康には、タンパク質、脂質、炭水化物の適切な代謝が非常に重要になる。炭水化物は糖分やデンプンのかたちをとり、消化器官で分解されて血中に吸収される。この血液は肝臓で濾過され、糖分は肝臓でブドウ糖に変換されるが、からだはこの燃料をエネルギー源として必要とする。健康な肝臓は、この燃料の体内の量を調節し、一定のブドウ糖を血中に循環させて、細胞が必要とするときに使えるようにする。

ところが、すぐに必要とされる以上の炭水化物をとると、肝臓はよぶんのブドウ糖をグリコーゲンに変える。そして、このグリコーゲンは肝臓か筋肉で貯蔵される。そのあとエネルギー源が必要になると、肝臓はグリコーゲンをブドウ糖にもどし、血中に送り返す。そのとき、ブドウ糖が多すぎると脂肪酸に変わり、体脂肪として貯蔵されて、肥満の原因になる。肝臓はちょっとした意地悪である。

わたしから見ると、肝臓はすぐれた計画立案者である。あなたが肝臓をいたわれば、腎臓と結腸を中心とするすべての器官をいたわることになる。便秘やはたらきの悪い結腸に悩んでいる人なら、肝臓を大切にして必要なものを供給してやれば、結腸をもっとも効果的にはたらかせる結果になるだろう。忘れていけないのは体外に排出すべき毒物があれば、結腸ができるかぎりその仕事を引き受けることである。48時間浄化法では、肝臓を休ませることを考えたい。

肝臓を助けるヒマシ油の湿布

ヒマシ油は何千年もまえから古代インド、中国、ペルシャ、エジプト、アフリカ、ギリシア、ローマで治療用に使われてきた。近代的な医薬が出現するまでの先祖たちは、ヒマシ油の有用さを知りつくし、あらゆる種類の傷の薬にも使ってきた。母親たちは便秘の子どもたちに、スプーンに一杯のヒマシ油を飲ませたものだった。それほど知られていないのは、ヒマシ油を皮ふに塗ると、手近の器官にいかに作用するかということである。わたしの患者のひとりはヒマシ油だけで、足の指のひどいはれと疥癬《かいせん》のような厄介な皮ふ病をきれいにした。以下にヒマシ油の有用さを見てみよう。

☆結腸の排出作用を改善する。
☆鼓腸や吐き気を治す。

☆消化・吸収のはたらきを向上させる。
☆肝臓、胆のう、すい臓を刺激する。
☆体外に酸と感染源を排出する。
☆炎症と浮腫を治す。
☆頭痛のような痛みを軽くする。
☆神経系のはたらきを改善する。

ヒマシ油の正確な作用はだれにもわからないが、科学的研究と理論はたくさんある。皮ふにヒマシ油を塗るのは、血流中に吸収されるということであり、「プロスタグランジン」の産出のきっかけとして作用するらしい。このプロスタグランジンという強力な物質はホルモンに似ており、血圧、代謝、神経インパルス、免疫と、おもしろいことに炎症に作用する。これでわたしの患者の皮ふ病が治った理由もわかるだろう。

ヒマシ油はまた「バイオエナジェティックス療法」（生体のエネルギーを使ってストレスや筋《きん》緊張《きんちょう》を軽くしようとする療法）にもなるように思われる。容器を一五〜二〇センチ離してみても、まわりに目に見える白い光がでるからである。数多くの代替医療のセラピストたちは、異例の分子構成のなかに、結晶体に似たエネルギー特性があるのではないかと考えている。

肝臓に関しては、肌にヒマシ油を塗ると、オイルをこすりつけたあたりに隠されていた粘液が放出されるらしいというのが、わたしの好みの理論になる。理由と経路はわからないが、現実にはそのとおりになるのである。あなたの肝臓は何年ものあいだに、毒素をためこんでいるかもしれない。ヒマシ油の湿布《しっぷ》は、どんなことがあっても悪く作用しない。だから、試してみる価値があるはずである。

しかし、わたしはヒマシ油をウイークエンドのプログラムとしてでなく、六週間以上かける肝臓の解毒治療の範囲内でしか勧めない。痛む箇所の近くの皮ふを、ヒマシ油で定期的にマッサージすればいいのだが、肝臓の湿布役としてヒマシ油を使うのは、より意味深い方法になる。あなたが長期的な解毒を考えれば、以下に説明するような治療法を一週間のうちに連続して三晩実行し、それを三週間つづけなければならない。そのあと治療を再開するまでに、一週間のあいだをおこう。

あなたのからだは古い毒素を、できるだけ早く排出しなければならない。だから、結腸の洗浄のためにヒマシ油を三日おきに使うのも、いいアイデアになる。合計で六週間の治療をすれば、三週めに結腸のぐあいを考えて、のこりの仕上げをすることができる。

★ヒマシ油の湿布はどのようにしてするのか

この湿布を実行するには、以下のような材料が必要になる。

●ヒマシ油　●ふつうのフランネルの布かウールの布　●ゴミ用のポリ袋かビニールの大きな袋（ヒマシ油はインクを溶かすので、印刷されていない製品がいい）か食品包装用のラップ　●古いタオル　●湯たんぽ

使い方は以下のとおりである。
☆フランネルの布にヒマシ油を静かにそそぐが、たっぷりにはしない。
☆それを肝臓のあたりにあてる。
☆からだのまわりをポリ袋かビニール袋かラップでくるみ、布地をおさえてヒマシ油をこぼさないようにする。
☆この全体を古いタオルでおおって、からだに巻きつける。ヒモでおさえるか、幅の広いゴムでとめることもできる。
☆そのあと、ヒマシ油をからだに吸収させるために、肝臓のあたりに湯たんぽをおく。横になって湯たんぽを三〇分から一時間あてておいて、それから起きあがろう。そのあと、湿布をつけたまま眠ってもよい。
☆以上の治療が終わったら（または翌朝）、のこったオイルを洗い流そう。
☆布地を密封容器にしまっておこう。洗うのは、なんどか使ったあとでいいだろう。

もっと手っとり早くて、おなじほど効果をあげる方法がある。

☆肝臓のあたりの皮ふにヒマシ油を塗り、ぬるめの風呂に最低で二〇分間つかる。そのあとオイルをつけたまま古いTシャツを着るか、洗い流してから眠りにつく。いずれにしても、ゆっくり眠っているあいだに皮ふは大部分のオイルを吸収する。

☆肝臓のあたりにヒマシ油を塗り、汚れた古いTシャツを着て、その上に湯たんぽをあてて横になる。三〇分から一時間、そのままにしておき、そのまま眠りにつこう。

もう一度いうが、この療法は一週間に三日連続しておこない、三週間つづけなければならない。そのあとは一週間あけて、おなじサイクルを再開しよう。ウイークエンドのプログラムには、15章で説明するスチームバスかサウナバスを勧めたい。これはヒマシ油とおなじ効果があり、リンパ系の排水や毒素の排出と同時に、リラックスできる効果まである。

13章 統合法でストレスからぬけだそう

わたしが「統合法」と呼ぶのは、さまざまなテクニックを48時間浄化法《リフレッシュメント》と日常生活にとりいれ、からだと心と精神のバランスをとりながら、脱ストレスをはかろうとする方法である。今日ではこれまで以上に、ストレスの問題が深刻になっており、ストレスは人々のからだと心をさいなみつづけている。だから健康になろうとすれば、ストレスの問題を解決せざるをえない。統合法は以下の六つの方法からなりたっている。

●チベットの回転運動　●舌をこすること　●歯をきれいにすること　●簡単な呼吸法（プラナヤマ）の訓練　●簡単にリラックスする訓練　●瞑想する訓練

方法は六つしかないが、あなたは六つもやってみる時間がないと思うかもしれない。しかし、それぞれの方法の価値は非常に高いし、わたしは毎朝のヨガのあとに実行して効果をあげている。だから、時間が自由になるウイークエンドに、ぜひ試してみていただきたい。それぞれには、わずか三〇秒から五分しかかからない。

チベットの回転運動とはどんなことをするのか

この訓練は、はげしい踊りや祈祷《きとう》で法悦《ほうえつ》状態になるイスラムの神秘主義教団ダルウィーシュのような印象をあたえるかもしれない。これは楽しいだけでなく、健康にも非常によく、一日のはじめにこの運動をすればイキイキするし、からだ全体が目をさます。

チベットのラマ僧と多くのアーユルヴェーダの実践者によれば、からだのなかにはエネルギーの七つの渦があり、七つの内分泌腺に集中しているという。

七つの内分泌腺とは生殖腺、すい臓、副腎、胸腺、甲状腺、松果体、下垂体《かすいたい》のことである。これらの腺はホルモンをつくって、血流中に送りこむ。そして、器官や組織にまで送られたホルモンは、からだのはたらきを調節する。七つの腺のどれかが老化や不健康で効力を落とすと、「プラナ」（生命力のこと。アーユルヴェーダで「生命の息吹」を意味することば）の流れもとどこおって、病気にかかるようになる。

プラナを動かすもっとも手っとり早い方法のひとつは、回転することである。すべての渦はたいへんなスピードで回転しており、それとおなじスピードでまわると、からだは健康になるとされる。

★どのようにして回転するか

家具にぶつかったり、すべったりしない広い場所を見つけよう。まっすぐに立って腕を床と水平にのばし、時計回りに目がまわるまで回転しよう。ふつうは五～六回で限界になるだろう。少しずつふやしていって、二〇回までまわれるようになればよい。始めから終わりまで体重のバランスをとり、倒れないようにして、で

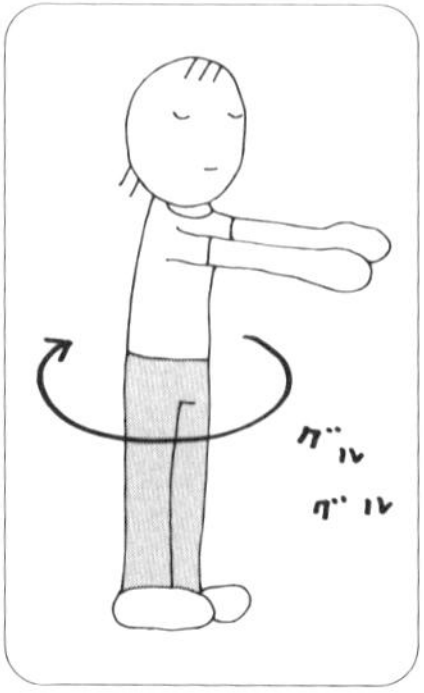

きるだけ早くまわろう。

目がまわらないようにするには、踊り手やスケート選手の手法を応用できるかもしれない。それは目の高さの物体か壁の目印から目をそらさないで、まわっているあいだ、できるだけ長く、それを見ている方法である。そうすれば頭はからだといっしょに動かざるをえないが、頭をもっとも遅くかもっとも早く回転させることになるので、おなじ位置にいるように感じることができる。しかし早くまわりすぎて、首を痛めないよう注意しよう。

毎日まわっていれば、ストレスのない健康な生活を送れるというのは、バカバカしいように思えるかもしれないが、悪くても目をさましてくれるし、細胞に活力をつけることができる。ヘール病院のアーユルヴェーダの医師ドジャ・プークリットは「二〇回回転できればストレスは完全になくなる」といっている。

舌をこするとどうしていいのか

医師が健康状態を見るのに、舌の状態を見た時代があったが、われわれも毎朝、舌を見なければならない。そうすれば消化器系の状態がわかるだろう。毎朝、歯をみがくまえに舌をこする習慣があれば、舌の無数の味蕾が刺激を受けて消化器系にメッセージを送り、胃液を目ざめさせるだろう。そうすれば、食品を効率よく分解することができる。

舌の状態は毎日変わる。

つやがあるか白っぽいか、それとも強い口臭がないだろうか。舌が白っぽい層でおおわれていれば、前夜遅くに食事をしたか、食べすぎたかしたせいであり、組織にたくさんの毒素がのこっていることがわかる。あなたの消化器は前夜の食品を消化している最中だから、軽い朝食かジュースをとるだけにしておいたほうがいい。48時間浄化法がすめば、舌はきれいな外見を見せるだろう。

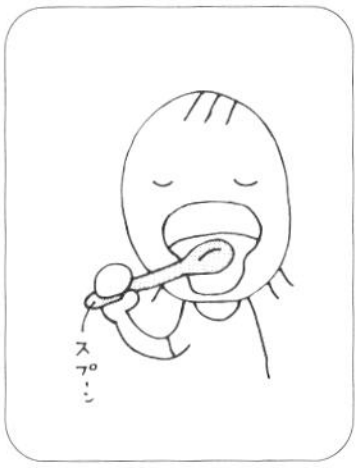

舌をこするには、健康ショップで売っている用具か、小さなスプーンを使わなければならない。舌の奥から前方にやさしくこすって、表面の全体をこするようにしよう。こんな仕事には二〇秒もかからないし、これで口中から微生物を追いだして、よりさわやかな呼吸ができるようになる。

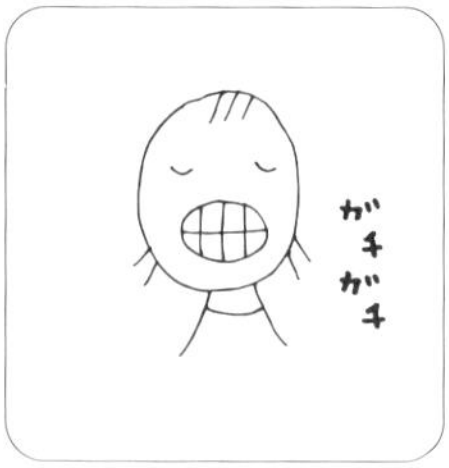

歯をきれいにするとどうしていいのか

健康な歯をもつには、ふたつの単純なコツしかない。わたしには日常的に、ひとつめのコツを実行する時間がないのだが、ウイークエンドなら、やってみる価値があるだろう。ふたつめのコツは単純で手っとり早いので、歯をみがいたあとに実行できるだろう。

ひとつめは、歯ぐきをマッサージする方法である。東洋医学によれば、歯ぐきを日常的にマッサージすれば、健康できれいな歯にすることができる。そのためには温めたゴマ油を口にふくんで、二～三分間、ほほの両側を往復させよう。油を飲まないようにして吐きだしたら、親指で歯ぐきをマッサージする。この方法で明らかに歯ぐきの後退と、歯の感染症や虫歯を防ぐことができる。

ふたつめは、歯をガチガチ鳴らす方法である。（歯冠《しかん》や詰めものがとれないように）歯を静かに五～六回鳴らしてみよう。これで歯に関連するエネルギーが刺激されるといわれている。くり返せば、その目的はプラナの流れを活気づけ、すべての器官を覚醒《かくせい》させることにある。

簡単な呼吸法（プラナヤマ）はどうして大切か

プラナヤマには以下のようなメリットがある。
●ストレスを追いだし、リラックスさせる　●心を落ちつける　●手っとり早い瞑想法として効く　●心の明晰さを高める　●酸素の吸引力を増大させる　●消化を改善する　●体力を回復する　●からだのエネルギーを高める

プラナヤマとは、からだの毒素の七〇パーセントを排出する深い呼吸法なので、非常に有効な解毒法になる。しかし、わたしの考えでは、プラナヤマを実行する最大の理由は、脳にたいする効果にある。わたしはヨガの教室の最後に、この呼吸法を実行すると、いつも自分がより活気づき、ものごとに集中できて、くつろいでいるのを感じとる。とくに、この呼吸法を毎朝、家の外の新鮮な空気のなかで実行すると、知的な仕事に向かいやすくなるように思われる。

この呼吸法を適切に訓練するには、しっかりと集中しなければならないので、平静な瞬間を味わうチャンスになる。朝のあなたにわずかな時間しかなくても、個室にすわっているあいだでも実行できるし、五分しかかからない短い瞑想法として活用できる。

★プラナヤマを実行する方法

☆くつろいですわり、背骨をできるだけまっすぐにしよう。

☆目を閉じて、左手をひざにおこう。つまり、このあと右手を使うことになる。
☆始めから終わりまで口を閉じておこう。
☆右手の親指で右側の鼻孔《びこう》をふさごう。それから左側の鼻孔を使って、ゆっくりと深く息を吸おう。四つ数えるあいだ息をとめておこう。
☆次に中指で左側の鼻孔をふさぎ、右側の鼻孔からゆっくりと息をはこう。

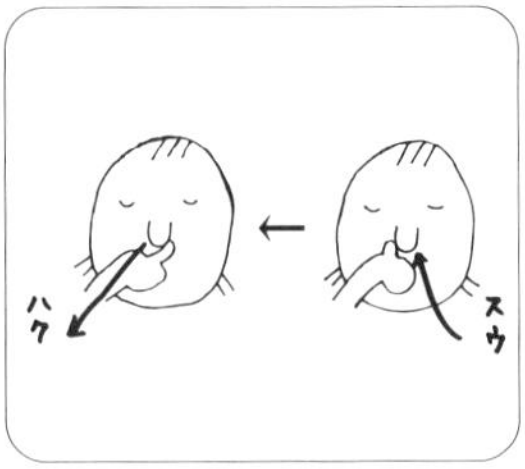

☆つぎに左側の鼻孔をふさいだまま、右側の鼻孔でゆっくり息を吸って、四つ数えるあいだ息をとめておこう。
☆親指で右側の鼻孔をふさいで、左側の鼻孔から息をはこう。
☆約五分間、左右の鼻孔を交互に使って息をしつづけよう。
☆あなたの呼吸はふだんより、ちょっと深く、ゆるやかになるが、それは無理なく自然でなければならない。
☆最後に、ふつうに呼吸しながら、静かに数分間すわっていよう。

簡単にリラックスする訓練をしよう

完全にリラックスすれば、からだは静まって体温をさげるので、筋肉の緊張はほぐれ、組織の全体も休息することができる。あなたはぐっすり眠ったあとのような、さわやかな気分になるだろう。この効果はすべての活動にあらわれるので、このエネルギーの保存方法を学べば、心配からも不安からも解放される。かりに寝つきが悪くても、ベッドでリラックスできるだろう。10章であげた「最後のくつろぎのポーズ」（シャヴァ・アーサナ）は夜でも昼でも、五分の余裕さえあればできる。

仰向けに寝て足を開き、足の指を外側に向ける。腕はからだから少し離してのばし、手のひらを上向きにしておこう。頭を脊髄《せきずい》の線にそってまっすぐにし、首をのばす。足の指からはじめて、頭のなかで、つぎのようにくり返そう。

「足の指をリラックスさせている……足の指をリラックスさせている。足と足首をリラックスさせている……足と足首をリラックスさせている」

こうして順番に頭までいき、最後に心をリラックスさせよう。あなたは自分が落ちついていることに気づくだろう。

簡単な瞑想法の訓練をしよう

瞑想は免疫系を強め、心を落ちつかせて消極的な考えを追いだし、病気と闘う力をつける。

瞑想の目的は、脳を静め心に浮かぶ考えを視覚化することにあるが、それらの考えを気にとめないで浮遊させておこう。瞑想すればするほど、あなたの考えは落ちつくし、定期的に瞑想すれば、ストレスと疲労を軽くして、エネルギーのレベルを改善できる。日に二回、五分間の瞑想の時間をとろう。時間は短くても効力は大きい。48時間のプログラムのあいだに、できたら日に二〇分ずつ二回やれば、効果は目に見えてあらわれるだろう。

★どのようにして瞑想するか

騒音の聞こえない部屋で、温かい着心地のいい服を着て、あぐらをかいてすわろう。からだをまっすぐにしにくければ、壁に寄りかかるようにしよう。背もたれのある椅子があれば、それに腰かけてもいいだろう。手をひざにおき、手のひらは上に向けておく。目を閉じてリラックスし、まゆのあいだに白い点があると考えよう。ふつうに呼吸し、吸ってはくあいだに、少しずつ自分の呼吸に注意しよう。呼吸法を変えようとしないで、そのままつづけていれば、自分のリズムを発見できるだろう。

頭が忙しく、いろいろなことを考えはじめたら、さえぎらないでおこう。それぞれの考えを見つめ、泡のなかにあるようなものだと想像して、ふっと一息で吹き飛ばそう。これは非常に簡単な訓練だが、自分の考えを「観察」することに慣れるまでに、少しの訓練が必要になるだろう。

14章 必須脂肪酸を使いこなそう

必須脂肪酸はわれわれの新陳代謝にすばらしい効果をあげる。必須脂肪酸がなければ、われわれは効果的にやせることもできないだろう。必須脂肪酸が肥満に結びつかないことには、三つの理由がある。

1・必須脂肪酸は代謝を高め、血液中に酸素をはこぶので、理想的な体重にする手助けをする。燃料は、より効率よく燃える。

2・からだは仕事をするために、この貴重な脂質のそれぞれを少しずつ必要とする。だから、からだは必須脂肪酸を脂肪としてストックし、むだづかいはしない。

3・必須脂肪酸は細胞のドアマンのように振る舞う。これらの脂質は細胞膜を開け、ナトリウムを外にだす手助けをする。あなたは電解質のバランスの話をおぼえているだろうか。細胞内に封じこめた毒素を排出したければ、細胞のドアを開く必須脂肪酸が必要になる。

それだけでなく、さらに重要なことに、必須脂肪酸はエネルギーとストレスとホルモンのレベルに、直接的で劇的な影響力をもっている。だから、ひとたび規則的に消費しはじめれば、もう必須脂肪酸なしですますことはできないし、必須脂肪酸が不足すれば、体調がいいと感じることもできない。

われわれのからだは必須脂肪酸をつくりだすことはできない。だから食品にたよって、適切な量を摂取しなければならない。「リノール酸」（オメガ6）と「リノレン酸」（オメガ3）は、なにかに変えなければならないふたつの必須脂肪酸である。われわれのふつうの食事ではオメガ6は不足しないのに、オメガ3はおそろしく不足する。48時間のプログラムでは、この有用な脂質のとりこみを考えることにしよう。

必須脂肪酸のそのほかの効用

●胎児の成長を支援する

胎児は脳、目、細胞、皮ふ、関節の成長と、肝臓のはたらきのために必須脂肪酸を必要とする。また、妊娠期間中に脂肪の多い魚と魚油のカプセルをとった母親が、より健康で頭のいい子どもを生むことがわかっている。

●脳の健康に必要

脳にとって、オメガ3を中心とする必須脂肪酸を欠くことはできない。脳の組織の四分の一近くが脂肪酸でできているからである。十分な量の脂肪酸を吸収できれば、記憶力と集中力が高まり、落ちこみにたいして対抗できる。わたしはさらに、出産後におこる産じょく期うつ病の原因のひとつが、成長に強く必要とされるオメガ3を、胎児が母親の血液から奪ったことにあると考えている。母親がこの不足をおぎなう十分なオメガ3をとらなければ、脳内の必須脂肪酸が不足する結果となり、うつ病に苦しむようになるのだろう。必須脂肪酸は活動亢進《こうしん》を中心とする、子どもの行動上の問題の治療にも効果をあげる。

●中枢神経系を支援する

必須脂肪酸は神経細胞を中心とする細胞膜の健康に必要とされる。

●心臓と血液の循環に必要

オメガ3がコレステロール値と血圧をさげ、動脈硬化を防ぐことが証明されている。心臓発作のあと、週に三回、脂肪の多い魚を食べれば、発作のおきるリスクは半減する。

●肌、つめ、髪にプラスする

必須脂肪酸は自然の補水剤である。必須脂肪酸がなければ、細胞は水分を維持することができない。肌は乾き、つめはもろくなる。

●免疫系を強める

必須脂肪酸は腸内の「有益な」微生物をふやし、細胞にエネルギーをあたえて老廃物を排出する。そして、ウイルスや「有害な」微生物と戦いやすくする。

●炎症を静める

オメガ3は抗炎症性の化学物質（プロスタグランジン）の生成を助ける。

●消化機能と腸の機能を改善する

わたしは便秘から憩室症《けいしつしょう》におよぶ腸の病気に苦しむ患者たちが、アマニ油（オメガ3が豊富）で快癒《かいゆ》したことを知っている。必須脂肪酸をたくさんとれば、ほんとうに効果があがる。

●ホルモンのバランスをとる

アマニ油に豊富な植物性発情ホルモン様《よう》物質は、天然のエストロゲンを模倣《もほう》し、ホルモンのバランスをとる手助けをする。マツヨウグサ油、クロスグリ油、ルリジシャ油（いずれもオメガ6が豊富）もホルモンのバランスをとるのに有効で、とくに月経前症候群のような症状を軽くする。

●脂溶性ビタミンの処理と配分を支援する

必須脂肪酸はビタミンA、D、E、Kのような脂溶性《しようせい》ビタミンの同化に非常に重要である。Eは抗酸化物質であり、A（ベータカロチン）は目と、体内の膜質部分の健康を向上させる。Dはカルシウムの吸収を助け、Kは血液凝固《ぎょうこ》に必要とされる。

●冬のふさぎこみを軽くする

オメガ3は血液をサラサラにし、寒い季節の血液循環をよくする。オメガ3をたっぷりとれば、冬の手足の冷えを防ぎ、寒い季節に特有の病気にかかりにくくなる。

必須脂肪酸をなにからとればよいか

現代の食生活では、必須脂肪酸のバランスをとることはむずかしい。以下のリストを参考にして、食生活に生かすようにしよう（GLA＝カルボキシグルタミン酸、EPA＝エイコサペンタエン酸、DHA＝ドコサヘキサエン酸は、オメガ3とオメガ6の変換に関係する）。

☆リノール酸（オメガ6）――ナッツ類、ヒマワリとカボチャのシード、ゴマ、穀類、豆類、フルーツ、野菜
☆体内でGLAに変わる――母乳、スピルリナ、マツヨウグサ油、クロスグリ油、ルリジシャ油
☆リノレン酸（オメガ3）――アマとカボチャのシード、クルミ、緑色野菜
☆体内でEPAとDHAに変わる――サケ、イワシ、マグロ、サバ、ニシンのような脂肪分の多い魚

からだのためには、オメガ6をたえずとらなければならない。しかし、現在のわれわれはオメガ3にくらべてオメガ6をとりすぎており、ときには二〇倍もとっている。理想の比率は一対一を切るべきでなく、五対一をこえてはいけない。われわれは48時間のプログラムで、もっとも不足しているオメガ3を野菜からとるようにしよう。

★オメガ3とオメガ6が不足すると、どんな病気になるか

必須脂肪酸の重要さを忘れてはならないが、とくにオメガ3とオメガ6が不足すると、以下のような病気になる。

●ドライスキンと皮ふの病気 ●つめと髪のおとろえ ●代謝の低下 ●慢性疲労 ●うつ病 ●産じょく期うつ病 ●記憶力の低下 ●高血圧症 ●高コレステロール値 ●静脈瘤 ●関節炎 ●炎症 ●不妊症 ●ホルモンの変動 ●月経前症候群 ●水分の滞留 ●腸の病気 ●胆石 ●季節的な感情の不安定

48時間浄化法《リフレッシュメント》で必須脂肪酸をとる食事計画

さまざまな脂肪成分にとむフルーツ飲料「スムージー」からはじめることにしよう。ここに

は、からだに必要な必須脂肪酸が理想的な量でふくまれている。あなたにはまたアマのシード、アマニ油、レシチンの顆粒《かりゅう》が以下のような比率で必要になる。

1・テーブルスプーンに一杯のアマのシード

アマのシードには必須脂肪酸と同時に、豊富な繊維質、ミネラル類、タンパク質がふくまれている。それにはまた、ホルモンのレベルにプラスに作用する、植物性発情ホルモン様物質も豊富にある。48時間浄化法では、結腸の毒素の排出に役だつだろう。

毎日、ティースプーン（小さじ。五ミリリットル）一杯のアマのシードをとることを目標にしよう。前夜にティースプーンに一杯のアマのシードをコップにとり、ヒタヒタよりも多めの水をくわえる。このシードにはオメガ3だけでなく、亜鉛とビタミンEも豊富にある。朝になるとシードは柔らかくなり、ゼラチン状になっているから、それを食べよう。シードは腸に炎症をおこさないで、ゆっくりとおだやかに通過して、結腸の大掃除にとりかかるだろう。

2・テーブルスプーン（大さじ。一五ミリリットル）に一～二杯のアマニ油

低温でしぼった質のいい、着色されたビンにはいったアマニ油を買おう。このオイルは非常にゆっくりと酸化し、酸敗することがあるので冷蔵庫で保管しよう。なお、アマニ油は加熱してはならない。

はじめはちょっと飲みにくいかもしれないが、すぐに好きになるだろう。どうしても飲みにくければ、レシチンの顆粒のような、ほかの成分とブレンドすればよいだろう。これをサラダのドレッシングや、火からおろして冷めた料理にふりかけても楽しめる。

3・ティースプーンかテーブルスプーンに一杯のレシチンの顆粒

レシチンは脂質のかたちの栄養素で、脳や神経細胞をおおう組織を中心として、生きている組織の大部分のなかにある。だから、健康にたいして非常に重要な役割をはたす。細胞膜の一部をなすレシチンは、細胞の内外の交信でかけがえのない仕事をする。

レシチンにはオメガ6が非常に豊富なので、そのオメガ6がアマニ油にふくまれるオメガ3のバランスをとるだろう。レシチンはまた肝臓の保護と再生の役にたつ。レシチンにはビタミンBの含有度が高いので、脳と記憶力と二日酔いの対策にすぐれている。

市販のレシチンの顆粒は、タマゴか大豆かトウモロコシからとった製品である。大豆が原料のばあい、遺伝子組み替えの原材料が使われていないかどうかをチェックしよう。

レシチンの顆粒をスムージーにくわえると、アマニ油を乳化するので、ミルクセーキのようなクリーミーな飲みものになる。好みでティースプーンかテーブルスプーンに一杯のレシチンの顆粒をくわえればいいだろう。

★スムージーのレシピ

《材料》

●リンゴかポワール一個　●キウイ一個　●イチゴ二〜三個か、数粒のブラックベリーかブルーベリーかラズベリー　●ティースプーンかテーブルスプーンに一杯のレシチンの顆粒　●テーブルスプーンに一杯のアマニ油　●水にひたしたテーブルスプーンに一杯のアマのシード　●ひとつかみのカボチャかヒマワリのシード　●二〜四粒のアーモンド　●ブラジルナッツ一粒　●適量のクランベリージュースか、リンゴジュースか、ほかのフルーツジュース　●ティースプーンに一杯のアロエベラのジュース

以上の材料をミキサーにかけ、かきまぜて飲もう。甘味がたりなければ、ティースプーンに一杯のハチミツをたそう。あなたの好みで、ほかのフルーツを使ってもいいが、わたしには右の材料がいちばんあっているし、ベリー類は味わいをまろやかにする。ウイークエンドの朝食には、カロリーと栄養価の両面でぴったりだろう。

15章 排出ルートについて考えよう

48時間浄化法《リフレッシュメント》のあいだ、あなたには組織を浄化するための排出路が必要になる。自然療法の視点からすると、健康なからだは連続的に浄化されており、細胞膜は流動的ないい状態にある。ありがたいことに、われわれは毒素と老廃物を排出できる数多くの排出口をもってる。われわれのからだには、目、鼻、耳、舌と口、皮ふ、結腸、子宮、腎臓という排出口がある。しかし、こうした排出口には、少しの援助が必要になる。

目からの排出はなんの役にたつか

ウイークエンドの計画のあいだ、わけもなく急に泣きたくなれば、泣けばいいだろう。泣くのがケリをつけるいい方法だと思えば、一時的な心の乱れの解消になる。あなたは泣いたあとで、気分がすっきりしていることに気づくだろう。泣くのは感情的な毒素の放出であり、あなたにはその毒素を排出する必要があったにちがいない。現在のわれわれは、感情を外にあらわすのが免疫系の健康にとても大切なことを知っている。だから、隠さないで表現しよう。そのほうが、内に閉じこめておくよりよっぽどいいだろう。

鼻からの排出はなんの役にたつか

ウイークエンドの浄化中に風邪をひいたら、からだがべつの排出口を使ったのだと考えることにしよう。プログラムをはじめる直前の食事が粘液をつくりだすものであればあるほど（乳製品、チョコレート、パスタなど）、食事が変わったとたんに、からだは粘液を外にださなければならなくなる。だから風邪をひいたら、できるだけ休息してたくさんの水を飲み、症状をおさえる薬を飲まないで、からだに時間的な余裕をあたえよう。もっとも早く治す方法は、休息をとってできるだけ食べないことであり、そうすれば、からだはウイルスと戦うことに集中するだろう。しかし食欲が旺盛なら、からだは風邪に「エサ」をやりたがっているのだろう。こんなときには本能にしたがって、免疫系を強めるフルーツや野菜を中心に、好きなだけ食べることにしよう。しかし砂糖を少しでもとると、免疫力が半減することがあるのを忘れないようにしよう。

耳からの排出はなんの役にたつか

48時間浄化法のあいだ、耳になにか問題を感じたり、ふだんより耳垢《みみあか》が多かったりすれば、からだのどこかに弱いところがあって、新しい排出口を使わなければならなかったのだと思うことにしよう。慢性的な耳の病気の原因は、小麦、ミルク、タマゴ、トウモロコシ、イースト、ダイズ、砂糖などのとりすぎにある。改善された食事をすれば、耳の病気にかかる危険性は少なくなるだろう。

肺と口からの排出はなんの役にたつか

タンとセキがひどければ、自然療法医はどこかが弱いというより、清浄化の一形式だと考える。そんなときは深く息を吸って、タンをだしきるようにしよう。タンをためこめば肺炎にかかる危険性がある。わたしは最近、一般医のグループと仕事をしていて、重い風邪の末期症状に苦しんでいたことがあった。医師たちのひとりが教えてくれたのは、鼻をかむよりタンをだすほうが、ずっと健康的だということだった。そのほうが老廃物を早く外にだしやすいし、ウイルスを体内に長くおかないですむからだというのである。この意見には、耳を傾ける価値がある。

皮ふからの排出はなんの役にたつか

すでに書いたように、皮ふはからだの最大の器官であり、最大の排出口である。皮ふは塩分、毒素、代謝の廃棄物を分泌し、つまりウイークエンドには忙しく仕事をする。あなたはふだんより吹き出物、ジンマシン、湿疹がふえたと思うかもしれない。もう一度いうが、この期間には以前よりも、少しぐあいが悪くなることがある。

われわれはすでにスキンブラッシングで、リンパ液や皮ふの表面にたまった老廃物の排出を促進する方法を学んできた。しかし、できるだけ汗をかいて、皮ふの分泌能力を高くすることもできる。

★スチームバスとサウナ

スチームバスとサウナは何千年もまえから、毛穴を開いて、からだを浄化するために利用されてきた。どちらも早く汗をだすときに活用できる。しかし、このような施設にわざわざいかなくても、自宅のバスルームをスチームバスにする方法がある。

バスルームの窓にすきまがないかどうか確認してから、ドアを閉めて、もっとも熱くしたシャワーをだす。バスタオルでドアの下のすきまをふさぎ、熱気を逃がさないようにして、少なくとも一〇分間、シャワーをだしっぱなしにしておこう。これでバスルームに湯気が充満するだろう。バスルームが温まって、湯気でいっぱいになったら、なかにはいって腰をかけ、ゆっくり汗をかこう。ほんとうのスチームバスほど汗がでないかもしれないが、それでも皮ふは浄化されるし、代案としては悪くない。しかし解毒のためにもっともいいのは、８章のハイドロセラピーで紹介したソルトバスだろう。

結腸からの排出はなんの役にたつか

結腸は毒素の排出では最大の器官でないかもしれないが、もっとも重要な器官である。わたしは多くの医療関係者とおなじく、結腸が健康なら、からだもまた健康だと信じている。病気の最初の徴候は一般に結腸からはじまり、重い脱水症状、ストレスを原因とする便秘、栄養摂取のおとろえ、体液不足などとしてあらわれる。結腸が老廃物を外に押しだすには、大量の水分の助けが必要なことをおぼえておこう。

それでは結腸の健康が、どうしてからだ全体の健康に重要なのだろうか。消化器系は口から肛門までの長いチューブであり、食物は口からはいって、肛門から老廃物が排出される。消化器系の上の部分（口、胃、小腸）は吸収用に設計されており、下の部分（結腸をふくむ大腸）は排出用につくられている。

steam and sauna

汗をかいて皮ふの分泌能力を高める

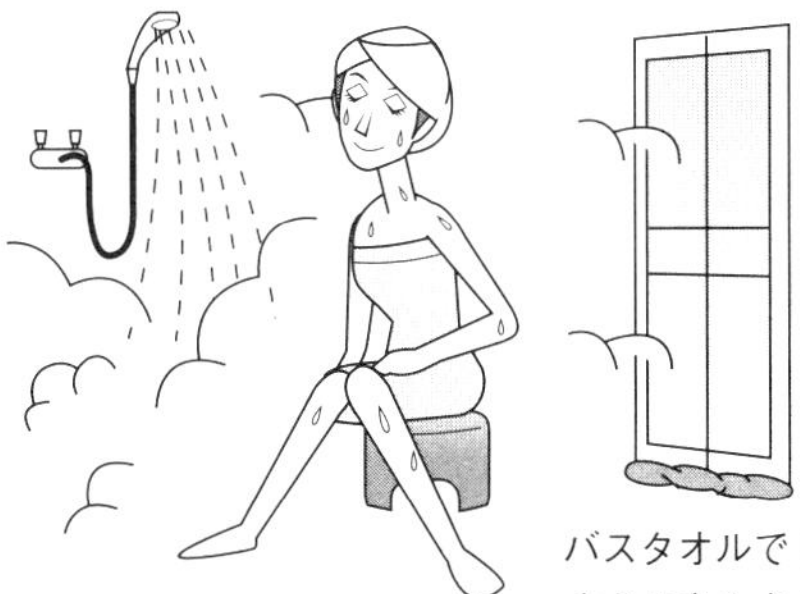

バスタオルでドアの
すきまをふさぎ、
熱気が逃げないようにする

結腸の長さは約一・八メートルで、直径は約五センチである。ふつうは、この部分に一キロ以上の役にたつ微生物が、からだと調和しながら生きている。微生物はすみかと定期的な食事を提供され、そのかわり繊維質を分解して、結腸のなかの老廃物を排出する手助けをする。しかし、すべての微生物が有用なわけでなく、われわれが長年、ファストフード、肉類、ミルク、砂糖、アルコール類をとりつづけたり、抗生物質の治療コースを長くつづけたりすると、有害な微生物がふえ、毒素やガスをつくりだして、おながはる原因になる。

好ましくない食事を何年もつづけると、結腸内が粘液状のプラーク（垢）でいっぱいになることがあり、そうなると有用な微生物は死に絶えて、結腸の蠕動《ぜんどう》運動はスローダウンする。脱水症状をおこして動きが鈍くなった結腸は、体外に老廃物を効果的に排出しなくなるだろう。

わたしは日に一度トイレにいくのが健康だと思うし、二度いけばもっといいだろう。食品が消化器系を通過する時間は二四時間以内であるべきであり、三度か四度の食事が同時に腸内にあるのは感心しない。今日の昼食は昨日の夕食を押しだすべきであり、そうすればいやなものはなにものこらないだろう。ところが、なかには二日に一回しかトイレにいかない人たちや、もっと長くトイレにいかない人たちがいる。そうすると、何日も腸内にたまった食品が病気の原因になる。そんな人たちの腸のなかには、一〇キログラムをこえる腐敗した食品のかたまりと微生物がいるだろう。

しかしフルーツ、野菜、脂質、シード、玄米を中心とした食事と、たくさんの水分をとるようにすれば、腸は予定どおりの仕事をするようになる。あなたは日に二回、トイレへいくようになるだろう。

子宮からの排出はなんの役にたつか

解毒治療が長引くと、女性のなかには生理が重くなる人たちがいる。そうした女性たちに、それがすばらしいことだと説明すると、びっくりする。それは毒素が排出されている証拠であり、そのあとすぐに体調がよくなるだろう。閉経後の女性が、主要な排出口のひとつを失うことも指摘しておこう。そんな女性たちにとっては、結腸を順調に活動させることがさらに大切になる。

腎臓からの排出はなんの役にたつか

腎臓はインゲンマメのような形状をした二個の器官であり、長さ一〇センチ、幅五センチしかないが、毎日、約一五〇リットルの液体の処理をする。もっとも驚くべきは、腎臓が尿として排出するのは、わずか一・五リットルだということである。この尿の九六パーセントが水分なので、この分をとりいれなければならない。尿ののこりの四パーセントは尿素と塩分である。

腎臓のおもな仕事は、老廃物を濾過して、血液の組成を一定にたもつことにある。

　われわれは尿として失われる水分を、確実に補給しなければならない。48時間のプログラムのあいだ、あなたはとくに夜になると、ふだんより排尿するようになるかもしれない。くり返していうが、これは腎臓が有効にはたらいている証拠であり、細胞は毒素を順調に排出しているわけである。トイレの回数が多いのは少し不便かもしれないが、歓迎すべき現象ではないだろうか。あなたは夜の寝不足を、昼寝でカバーすることができる。これは予定どおりの結果であり、プログラムを正しく実行している効果だろう。

16章 ウイークエンドの計画を立てよう

これから、ウイークエンド・48時間のプログラムを考えることにしよう。以下に紹介するのは、解毒してストレスを追いはらい、心とからだの健康を回復するために、大きく役だったプログラムである。しかし、基本はあくまで自分の気にいった項目、これならできそうだと思う項目を実行することにある。わたしが紹介するのは、ひとつのアイデアにすぎないし、このうちのどれかを実行するだけでも、健康と生活に大きな改善が見られるだろう。どんな日のどんな時間でもいいから、これはと思ったことを実行しよう。

TVはだめ、ラジオはだめ、電話はだめ、携帯もだめ、パソコンもだめと考えて、パニックにならないようにしよう。本を読んでもいいし、ゲームをしても、ロマンティック・コメディーのような楽しいビデオを見てもいいだろう。ただ、それらから刺激を受けて、ふだんの生活ペースや、余裕のない気分にもどらないでほしい。目的はひたすらリフレッシュすることにある。わかりにくいことがあれば、これまで説明したことを読み返していただきたい。

最初にわたしの最適のプログラムを紹介しよう。

金曜日の昼から月曜日の昼までの解毒プラン

以下のスケジュールを、金曜日の昼からはじめて、月曜日の昼までくり返してもらうのが理想的である。

★金曜日からはじめよう

●ランチ

できるだけ早い時間にランチを食べよう。この食事は、この日でもっとも大切であり、あなたはもっともよく消化して、もっとも効率よく燃焼しなければならない。食事中に水を飲まないようにしよう。食事の一時間まえに、グラスに一杯の常温の水を飲み、食事の一時間あとに、グラスに一杯の常温の水を飲もう。食事はゆっくりと食べよう。おだやかに消化して、おなかが鳴らないようにするには、一口の食事を最低で二〇回から三〇回かむことである。

●食事のあとの休息

食べたら、すぐに休まなければならない。食後、最低で一五分間は、なにもしないで、すわっているほうがいいだろう。文字を読むことも、話すこともしないで、このあとなにをするかも考えないでおこう。それが消化の大きな助けになる。

●午後のリラックスの時間

散歩をしても本を読んでも、昼寝をしてもいいだろう。

●自宅でするエステ

感覚のケアをするのも大切である。嗅覚と触覚を訓練するためにも、自宅でエステに挑戦するのが悪くないだろう。

1・顔の表皮をとって、きれいにする

《材料》

●テーブルスプーン一杯のオートミールか砕いたアーモンド　●ティースプーン一杯のすりおろしたオレンジの皮　●ティースプーン一杯のレモンの汁かライムの汁　●ティースプーン一杯のハチミツ　●ティースプーン一～二杯のオリーブオイルかアマニ油

以上の材料をボウルにとって、指でかきまぜる。それで肌をマッサージし、円運動を描いて、ゆっくりとすりこむ。そのあと、たっぷりのぬるま湯で洗い流そう。

2・顔のスチーム治療

熱湯をはったボウルに好みのエッセンシャルオイルを二～三滴落とし、タオルをかぶってボールの上に顔をつきだそう。目を閉じて五分間、そのままでいれば毛穴が開く。

または、お湯をはったボールに好みのエッセンシャルオイルを二～三滴落とし、柔らかいタオルをつけて、よくしぼってから顔にあてる。これを何回かくり返そう。

3・顔、手、足の手軽な補水パック

《材料》

●テーブルスプーン二〜四杯のハチミツ　●ティースプーン二〜六杯のココナッツミルク　●ビタミンEオイルを八〜一〇滴　●好みのエッセンシャルオイル一〇滴　●ティースプーン一杯のレモンの汁　●大きめのキュウリ（皮をむいて四分の三を薄くスライスし、よけておく。のこりの四分の一は、すりおろしてパックにまぜる）

スライスしたキュウリ以外の材料をボウルにとって、粘りがでるまで指でかきまぜる。顔、手、足にパットし、円運動でやさしくマッサージしたら、一五〜二〇分間そのままにしておく。そのあと、ぬるま湯で洗い流そう。それから仰向けに寝て、顔、手、足にキュウリのスライスをパックしよう。キュウリにはケイ素とイオウが豊富なので、肌、つめ、ヘアを強くする。だから右の材料のブレンドを、ヘアのトリートメントに使うこともできる。スライスでパックする一五分間は、ひたすらリラックスしていよう。

あとは水で洗い流して、柔らかいタオルで軽くたたいて乾かそう。ヘアトリートメントに使ったときは、最後のリンスにリンゴ酢を使うようにする。マッサージ用に選んだ好みのオイルをブレンドして、肌に補水しておこう。

4・からだ、両手、両足の軽いマッサージ

《材料》

●テーブルスプーン三〜四杯のオリーブオイル　●好みのエッセンシャルオイル一〇滴　●テーブルスプーン一〜二杯の自然塩かゴマ油

エッセンシャルオイルとオリーブオイルをボウルでまぜ、自然塩かゴマ油をくわえる。以上を頭から足までやさしくこすりつけるが、あとでマニキュアやペディキュアをするばあいは、足と手に集中的につけよう。最後に温かいシャワーで流せば、肌はソフトでなめらかになっているだろう。

5・マニキュアとペディキュア

手足をきれいにするには、いろいろな方法がある。マスタードの足浴は伝説的な評価をえているが、8章で紹介した足浴を試してみよう。エッセンシャルオイルを二〜三滴落としたぬるま湯いりのボウルに、手足をひたしてもいいだろう。どれを選んでも、最後に(4)の軽いマッサージをし、トリートメントには(3)の補水パックをして、締めくくりにオイルマッサージをしてほしい。

6・フェイシャルマッサージ

ティースプーンに一杯のブレンドしたエッセンシャルオイルを手にとって温め、両手をこすりあわせて、すばやく顔中につけよう。顔のマッサージをしよう。

●夕食と夕食後の休息

巻末付録のレシピを参考にして、午後六時ころに夕食をとるようにする。食後には少なくとも一五分の休みをとろう。

●リラックスするための夜の運動

13章で説明した「リラックスする訓練」をしてみよう。

●就寝まえの入浴

8章の「ハイドロセラピー」で紹介した入浴法で、心の底からリラックスしよう。風呂あがりには横になって、グラスに一杯の水かハーブティーをとろう。

●早くベッドにはいろう

午後一〇時には、ベッドにはいるようにしたい。無理に眠ろうとしなくても、からだをリラックスさせているだけでいいだろう。

●土曜日の朝の自然な目ざめ

目がさめたら、しばらくじっとしていよう。こすりあわせた手で顔をおおうと、顔色がよくなるだろう。気のすむまで、顔に手をあてていよう。

●顔と目を洗う

冷たい水で顔を洗おう。まぶたをやさしくこすって、目のマッサージをしておこう。六回まばたきしてから、目を上下、対角線、時計回り、反時計回りと全部の方向に向けて動かそう。

●レモンをしぼりこんだグラスに一杯のお湯を飲み、軽食をとる

これで消化力が目ざめるだろう。空腹だったらシード類、ナッツ類、一切れのフルーツをとろう。

●肝臓を清浄化しよう

レモン半分、つぶしたニンニクの半カケ、すった少量のショウガ、ティースプーン一杯のオリーブオイルに、野菜ジュースか野菜スープをくわえ、勢いよくかきまぜて飲む。

●排出の時間

11章でも書いたように、規則的に個室（トイレ）にすわるようにしよう。でなくても心配しないで、プラナヤマの呼吸法をするか、両腕を頭上にあげよう。これで結腸が開くし、トイレで悪い姿勢をとっていたことがわかる。トイレでしゃがむ文化圏では、結腸の動きはそれほど鈍くならない。両腕をあげると、しゃがむのとおなじ効果があがる。

●舌と歯をきれいにしよう

13章で説明したように、舌と歯をきれいにしよう。

●プラナヤマの呼吸法とチベットの回転運動を実行しよう

13章で説明したプラナヤマの呼吸法と、チベットの回転運動を実行しよう。

●ヨガの運動をしよう

10章で解説したヨガの運動を実行しよう。

●スキンブラッシングをして、シャワーを浴びよう

6章で説明したスキンブラッシングをして、温かいシャワーを浴びよう。

●セルフマッサージをしよう

おなじく6章で説明したセルフマッサージの時間をとろう。

●瞑想しよう

13章で説明したように、ヨガのための時間をとろう。

●朝食をとろう

以上のどの段階で朝食をとってもいいだろう。14章で紹介したスムージーは、たっぷりとしたエネルギーを補給して、長距離の散歩にそなえてくれる。付録にも、参考になるレシピはたくさんあるが、たとえ朝食が「液体」でも、一〇分から一五分の食後の休息を忘れないようにしよう。

●戸外にでて運動しよう

10章の説明を参考にして、三〇分くらいの早歩きのウォーキングをしよう。冬でもエアロビック運動をして、明るい陽光にあたる必要がある。

そうこうするうちに昼食の時間になるだろうから、付録のレシピを参考に、腕をふるっていただきたい。初日には少し苦しい思いや、ひもじい思いをするかもしれないが、終わりの日には、からだと心を休めて、リラックスしている自分に気づくだろう。これであなたの生活は、計画どおりにリフレッシュされたのである。

17章 実生活で浄化法をどう生かすか

ウイークエンドの浄化法をやりとげたあなたには、ふたつの選択肢がある。いままでどおりの生活にもどって命をちぢめるか、それとも48時間のプランをさらに六週間つづけてみるかのどちらかである。しかし、六週間つづけることができれば、あなたは自分がますます健康になって、気分がよくなっていることに気づくだろう。この健康プランは、長くつづければつづけるほど効果があがるからである。

またウイークデーにも、この本でとりあげたことをいくつかでも心がければ、免疫力を強め、神経を休めて、病気の心配のない生活を送ることができる。たとえば、忙しい日々のなかでも、少なくとも一〇分間は「自分の自由になる」時間をとってほしい。また、水を一日に二リットル飲むことくらいは、なんとか実行していただきたい。

より以上の食事の提案

手っとり早くて手軽な食事の提案がある。以下のプランは手製のスープをつくったり、玄米を調理したりする余裕がなくても、なんとか健康にいい食事をしたいという人たちのために考えられている。自分にあいそうなメニューをくみあわせてみよう。

★朝食

●市販の野菜ジュースに、アマのシードかアマニ油と、レシチンをくわえる ●オーガニックな雑穀のフレークに豆乳をかける ●ポリッジ ●フルーツサラダ（冬ならフルーツを煮る） ●一握りのナッツ類かシード類に、一切れのフルーツをそえる ●放し飼いのニワトリのタマゴと、小麦を使っていないパンのトースト ●小麦を使っていないパンのトーストに、ヤギのチーズをそえる

★昼食

●ニンジンのスティックや生野菜をそえたホムス（豆料理） ●煮た野菜と玄米 ●アボカドのサンドイッチ（アボカドをつぶして、レモン汁、ニンニク、コショウをくわえる。パンは小麦を使っていない製品を選ぼう） ●小麦を使っていないパンと、マグロかサバかサケと、チキンのサンドイッチ

★軽食

●カボチャやヒマワリのシードとゴマ　●塩を使わないで炒ったナッツ類　●干したイチジク、アプリコット、ブドウ　●フレッシュなフルーツ

★夕食

●サケのホイール焼き（サケにディルやタラゴンのような生のハーブをふりかけ、少量の白ワインをふりかけて、ホイールにつつんで焼く。魚自体に脂があるので、オイルを使う必要はない。ブロッコリーやホウレンソウの煮物と、ベイクドポテトなどをそえる）
●野菜の炒めもの（手近な野菜をこまかくきざむ。切った豆腐をくわえ、最初はスープストックで煮る。火をとめるまえに、オリーブオイルをたらす。味つけには醤油、ニンニク、コショウ、白ワイン、トマトピューレなどを使用する）　●小麦を使っていないパンのトーストに、シラスか、缶詰のサーディンか、砂糖ぬきのベイクドビーンズをのせる　●小麦を使っていないパスタ

★デザート

●大豆からつくったヨーグルトやチーズケーキ　●フレッシュなフルーツ

健康な食生活を送るための条件

☆週に一日は「固形物をとらない日」をつくる。

☆朝食と夕食を軽めにして、昼食をしっかり食べる。
☆食事と食事のあいだに四時間の間隔をおく。
☆かならずすわって、余裕をもって食べる。
☆かんでいるあいだはしゃべらないで、食物を少なくとも一〇回はかむ。
☆おなかをいっぱいにしないで、八分目あたりでやめておく。
☆食事中と、食前食後の一時間は水を飲まない。
☆冷たい飲み物は、できるだけとらないようにする。
☆アルカリ性の食品を中心にする。

運動の目安

一週間のうち五日は、運動のための三〇分の時間をとろう。これは一週間の起きている時間の二・二パーセントにすぎない。この時間は、はじめからないものと考えて、ほかの予定をいれないようにしよう。10章でもふれたが、以下が適切な運動の目安である。

☆目的地の一駅前でバスや電車を降りて、そのあいだの距離を歩く。
☆ランチタイムに歩く。

☆子どもの学校の送り迎えを歩いてする。そのほうが子どもの健康にもよい。
☆ゴルフをするときは、ホールのあいだを早足で歩く。
☆エレベーターを使わないで階段を使う。エスカレーターは歩いてのぼる。
☆スーパーの入り口から、いちばん遠い駐車場に車をとめる。
☆地元の商店街まで歩く。荷物がなくてもリュックサックを使う。
☆ＴＶのリモコンは使わない。
☆ウイークエンドには、少し長い時間をとって歩く。

毒素をつくりだす刺激を避けよう

ここで問題になるのは、電気製品である。わたし自身は、どうしてもパソコンを長時間使うし、ＴＶもわりと長く見なければならない。それでも、電気毛布や目ざまし時計つきのラジオを、ベッドからとりはらうことにした。

☆電気製品を枕から、最低でも一メートル離しておく。
☆ＴＶから少なくとも一メートル離れて見る。
☆ノートパソコンは、できるだけバッテリーから電源をとるようにする。

☆パソコンのディスプレーから、腕の長さだけ離れてすわる。
☆夜の七時以降は、ドライヤーを使わない。
☆ウイークエンドや、必要のないときには腕時計をはずす。
☆携帯やコードレス電話では長電話をしない。

室内の空気を清浄にする工夫をしよう

空気清浄器を使う方法もあるが、ここでは電磁波の被害も考えなければならない。そこで、室内の毒物の除去に効果があるといわれる植物を活用して、室内においてみよう。

●セイヨウキヅタ　●パームヤシ　●シダ　●ベンジャミン　●スパシフィラム　●ガーベラ　●ドラセナ　●ドラゴンツリー　●ゴム　●キク　●オリヅルラン

センシズムの提唱

われわれは最後に、五感について考えなければならない。「センシズム」という考え方を提唱したイギリスの心理学者チャールズ・スペンス博士は、五感をきたえれば健康を増進する役にたつという。博士によれば、人間の五感は深く関係しあっているので、鼻をつまんで食べると、リンゴとタマネギのちがいもわからないことがあるらしい。健康のために五感を発達させるには、感覚のトレーニングが必要になる。

★聴覚のトレーニング

水の流れる音、木の葉が風にそよぐ音、鳥や虫の鳴き声を聞くようにしよう。ここでは漠然と聞かないで、意識して聞くことが大切になる。美しい音楽も、意識して聞けばリラックスし、元気を回復することができる。その反対に、神経を逆《さか》なでする音や、愉快でない音は大きな害になる。ＢＧＭも人の感じ方や行動に大きな影響力をもつ。音を軽く考えないでおこう。

★視覚のトレーニング

室内の色や洋服の色は、気分に影響するにちがいない。心理学では、赤は元気のでる色で、ブルーやグリーンは心を落ちつかせる色だといわれている。料理の材料にも、たくさんの色彩をとりいれるようにしよう。それに、赤や黄色やオレンジ色の野菜には、抗酸化物質があふれている。それから一日に五分でいいから、戸外にでて、太陽の光にあたるようにしよう。そのとき、自然の色彩に慰められるだろう。

★味覚のトレーニング

以下の六つの味を、毎日の食事にとりいれて、舌の訓練をするようにしよう。それは甘さ

（フルーツ）、すっぱさ（ヨーグルト）、塩からさ（醤油や塩）、からさ（ショウガ、コショウ、トウガラシ）、苦さ（ゴーヤ、クレソン、緑色野菜）、渋さ（豆類）を食べようということである。

★嗅覚のトレーニング

いつも使うデスクに、ラベンダーのエッセンシャルオイルをおいておこう。スペンス博士によれば、ラベンダーの香りは気分を落ちつかせ、集中力を高めて、生産性をあげるという。ラベンダーの香りをかげば、声の調子まで変わるので、周囲にもリラックスした感じをあたえるだろう。知られているように、料理の味の八〇パーセントは香りが占めている。食事をするときには意識的に、料理の香りを楽しむようにしよう。

★触覚のトレーニング

スペンス博士の調査では、現代人の生活で、いちばんないがしろにされているのが触覚だそうである。博士は、自分の手で自分のからだをマッサージするのが、もっとも効果的なトレーニングになるといっている。博士はまた、小石や流木のような自然の物体を身近におくことが、効力を発揮するという。こうしたものは不規則なかたちをしているので、ついさわってみたくなり、それが触覚を発達させるのだろう。

以上の五つの感覚のほかに、われわれには六番めの「第六感」がある。毎日、五分だけでもリラックスするか、瞑想する習慣を身につければ、この直観は自然に発達する。わたしの願いは、直観の力で、あなたがからだの声を聞きとれるようになることにある。からだの小さな声を適切に聞きとることが、病気にならないで健康に暮らすために、なにより必要なことだろう。からだの声が聞きとれれば、ただちに対応することができる。その反対に、どうやらどこかが悪いらしいとか、健康でないと感じながら、惰性で生きていく姿勢に最大の問題がある。

からだのバランスをとって健康に暮らしたいと思えば、なにより日々の食品を変えようと考えなければならない。心身の健康の大半は、毎日の食品が左右する。それに、ここまで読んできたあなたは、からだと精神（頭で考えること）と心（感情）が一体となって、健康に影響することを理解しているだろう。

このウイークエンドのプログラムをもとに、バランスのとれた健康な生活を送っていただきたい。もうとっくにおわかりだろうが、健康な生活を送るには、ちょっとした心構えが必要なだけである。

あなたの健康な生活を願っている。

付録

48時間浄化法《リフレッシュメント》のためのレシピ

ウイークエンドの食事は、できるだけ野菜系で考えたい。野菜、フルーツ、シード類、ナッツ類、玄米、豆類がもっとも望ましい。もちろん、日に二リットルの水を飲むことも忘れないようにしよう。

ウイークエンドの食事のメモとガイドライン

☆ジュースにするときや、オーガニックでない野菜やフルーツを使うときは、すべて皮をむくようにしよう。

☆野菜を加熱してでた水分は、とっておいてスープストックに使おう。

☆アマニ油を加熱しないようにしよう。最初は少量の水で野菜を炒め、火が通ったらフライパンを火からおろして、そのあとアマニ油をくわえるようにしよう。これでアマニ油を酸化させずに、より健康的に使うことができる。オリーブオイルでも代用できるが、そのときは半分の量にしよう。オリーブオイルは野菜を炒めるときや、スープにするときに使用できる。

☆いくつかのレシピで少量のピーナッツバター、豆乳、ココナッツミルクを控えめに使うが、ほんとうに控えめに使うようにしよう。

☆ナッツ類、シード類、ドライフルーツは、一晩水につけておくと消化しやすくなる。あるいは、ナッツ類やシード類を中華鍋かフライパンで、(なにもいれないで)一分間炒めると、おいしくなる。

☆醤油、たまり醤油、ブラックペッパー、カイエンヌペッパーは、調味料としてなんにでも使えるが、控えめに使うようにしよう。

☆計量の指定は目安にすぎない。だから、きっちり計ろうとする必要はない。わたしは少し多めの計量には、カップを使用する。これは約二五〇ミリリットルになるので、便利に使うことができる。

秋と冬のレシピのアイデア

★朝食にはなにを食べるか

朝食は好みで、軽くても重くてもいいだろう。「スムージー」は冬でも、おなかのもちがいい。しかし、もう少し実体のあるものがほしければ、少量の豆乳をいれたオートミールか、小麦以外の穀類のポリッジ（オートミールや穀類を水やミルクで煮つめた料理）を食べればいいだろう。健康食品店には、トウモロコシやヒエを中心にした雑穀類がたくさんあるが、浄化の効果を最大にするにはフルーツ、シード類、ナッツ類だけか、スムージーにしていただきたい。スムージーのレシピは、14章で説明したとおりである。

★昼食にはなにを食べるか

昼食は浄化コースのなかの中心になるので、早い時間にとればとるほどいいだろう。とくに冬には、温野菜と玄米以上に解毒に向くレシピはないだろう。理想をいえば、夕食は野菜スープのような、ずっと軽い料理にしたほうがよい。必要なら、量をふやすために玄米をいれればいいだろう。玄米に味つけをするソースもあるし、空腹に耐えきれなければ代案もあるが、温野菜と玄米に挑戦してみてほしい。

ところで、どれくらいの量を食べればいいのだろうか。あなたは以下のリストのなかの野菜を、どれでも好きなだけ食べることができる。玄米も常識の範囲内で、好きなだけ食べてもいいだろう。玄米は腸の掃除にいいので、ウイークエンドの食事に向いている。日本では野菜を煮たり、味噌汁の具にしたりするので、それも悪くはないだろう。

●ブロッコリー　●芽キャベツ　●キャベツ　●ケール　●カリフラワー　●ホウレンソウ　●パクチョイ　●フダンソウ　●サヤインゲン　●サヤエンドウ　●ニンジン　●リーキ（ネギに似た甘味のある野菜、ポワロー、セイヨウネギともいわれる）　●オクラ

量の目安を知りたければ、少しずつ、たびたび食べてみるようにしよう。そのほうが空腹になるまで待ってたらふく食べるよりは、消化器系にいいだろう。食事のたびに、両手にいっぱいいくらいの量をこえないようにすれば、消化器系はもっと助かるだろう。日に四回食べたければ食べればいいし、なにより空腹のみじめな気持ちのままで、ベッドにいかないようにしてほしい。

★玄米の調理法のアイデア

玄米の調理に役だつように、いくつかのアドバイスをしておこう。

☆すでにきれいになっているので、あまりとがないようにしよう。玄米の外側には、腸を癒す脂肪がふくまれている。とぎすぎると、重要な栄養素を流してしまうことになるかもしれない。

☆玄米は目方でなく量で計るようにしよう。大きめのコーヒーカップ一杯の玄米に、二

倍量の水をそそげば、二人分か二食分に十分だろう。あとは以上の米と水の比率をふやしていけばいい。

☆広くて浅いふたつきの鍋を使うようにしよう。ひとたび沸とうしたら、できるだけ火を弱めよう。ふたを開けたり、米をかきまぜたりしないことが大切である。そんなことをするとたきあがるまでに時間がかかるだけだし、米の粒はもろいので、デンプンがにじみでて、ベトベトになってしまうだろう。

☆玄米がたきあがるまでに、四〇〜四五分かかる。ふんわりしたご飯にするには、火からおろして五〜一〇分間は、ふたをとらないで蒸らすようにしよう。

☆たきあげた玄米を、ほかの料理に使うときや保存するときは、余熱をとってから冷蔵庫にいれるようにしよう。たきあげる量にもよるが、冷めるまでに一時間もかかることがある。いずれにしても温かいご飯を、台所に一晩だしっぱなしにしておくべきではない。ふたつきの容器にいれるか、ボウルにいれてラップをしてから、冷蔵庫にいれるようにしよう。これを二日以内に使いきることが大切であり、冷蔵庫からだして食べるときは、じっくり火を通すようにしよう。温めなおすときは、ご飯にテーブルスプーン二〜三杯の水をふりかけ、弱火にかけて、ときどきゆするようにしよう。

つづけて玄米ばかり食べていると飽きるので、いくつかの楽しめるアイデアを紹介しておこう。

●チャーハン（一人分）

《材料》

きざんだ少量のショウガ　みじん切りのニンニク二〜三かけ　たきあげた玄米一カップ　醤油数滴（好みで）　テーブルスプーン一〜二杯のアマニ油

中華鍋か大きめのフライパンに、テーブルスプーン二杯の水（できれば調理した野菜の水分）をとって沸とうさせる。ショウガ、ニンニク、米の順にいれ、しゃもじかヘラで二〜三分手早くかきまぜて、熱をいきわたらそう。醤油をかけたら、オイルの酸化をふせぐために、火からおろしてからアマニ油をまぜこむ。好みでほかのハーブやスパイスを使うこともできる。

●アボカドソース（二人分）

《材料》

皮をむいてサイの目に切った完熟したアボカドを一〜二個　押しつぶしたニンニク二かけ　レモン一〜二個のしぼり汁　タバスコ一ふり　少量の豆乳　乾燥したチリペッパー一つまみ

材料をそろえてミキサーにかける。たきあげた玄米と蒸した野菜に、このソースをそえてもかけてもいい。豆乳の量をふやせば、ソースがとろりとするだろう。

●グリーンソース（二人分）

《材料》

みじん切りのニンニク二かけ　きざんだ少量のショウガ　ティースプーン二〜三杯の米酢かリンゴ酢　きざんだ生のコリアンダー一カップ　水四分の一カップ　テーブルスプーン二杯のハチミツ

材料をそろえて、ミキサーかハンドミキサーで、なめらかなペースト状にする。これをたきあげた玄米と蒸した野菜にかける。

●ヘルシートマトソース（四人分）

《材料》

みじん切りの赤タマネギ一個　二カップの水か野菜のスープストック　タネをとってきざんだトウガラシをティースプーンに二分の一　ティースプーンに二杯の生のオレガノ　みじん切りのニンニク四かけ　四〇〇グラムのトマトの缶詰二缶（汁も使う）　塩の代用品としての醤油かコショウかきざみノリ　粗くきざんだ生のバジル一束　ア

マニ油かオリーブオイル
タマネギを水かスープストックで、柔らかくなるまでゆでる。トウガラシ、オレガノ、ニンニクをくわえ、二分間煮たてる。水分をのこしたままトマトをくわえ、三〇分ほどトロトロと煮こむ。必要に応じて塩の代用品の調味料とバジルをいれる。鍋を火からおろしたら、少量のオイルをくわえる。

つぎの二種類のソースは、材料をミキサーにいれて、かきまわすだけでできあがる。

● 乾燥トマトのソース（二人分）

《材料》
乾燥トマトの小ビン（二五〇グラム）一本　みじん切りのニンニク二かけ　テーブルスプーン二杯のアマニ油　バジルなど好みのハーブ

● ホウレンソウとバジルのペースト（二人分）

《材料》
みじん切りのニンニク二かけ　きざみノリか醤油かコショウ　テーブルスプーン二杯のアマニ油　ヒマワリのシード四分の一カップ　マツの実三分の一カップ　生のバジ

ル一束　生のホウレンソウ二カップ

つぎの三種の調理法では、玄米と野菜でタンパク質の豊富な料理をつくる。炭水化物を主体とする材料をタンパク質の豊富な料理にするには、豆類が必要になる。このような食事をすれば、三日間動物性タンパク質をとらなくても問題はないだろう。シード類やナッツ類の軽食からも、タンパク質をとることができる。

●ゴマのペーストのソース（一人分）

《材料》

テーブルスプーン一杯のゴマのペースト　つぶしたニンニク二かけ　レモン一～二個のしぼり汁　少量の豆乳

以上をミキサーにかけ、たきあげた玄米と蒸した野菜にかける。

●ホムス（二人分）

《材料》

調理ずみのヒヨコマメの缶詰一缶（汁は使わない）　レモン一～二個のしぼり汁　テイースプーン一～二杯のゴマのペースト　つぶしたニンニク二かけ　テーブルスプー

ン一～二杯のアマニ油かオリーブオイル　飾りつけのパセリ　醤油かコショウ

以上をミキサーにかけ、たきあげた玄米と蒸した野菜にかける。

●ダール（二人分）

《材料》

乾燥レンズマメ一カップ　醤油　ティースプーン一杯のターメリック（秋ウコン）のパウダー　タネをとったトウガラシ二本　きざんだトマト一個　ティースプーン一杯のクミンのシード　テーブルスプーン一杯のアマニ油　薄くスライスしたタマネギ一個　みじん切りのニンニク二かけ　生のコリアンダー

水が透明になるまでレンズマメを洗い、鍋にとって、たっぷりの水をいれてから火にかける。泡がでたら、すくいとる。レンズマメが柔らかくなるまでコトコトと煮て、汁が濁りすぎたら水をたす。つぎに、ターメリックパウダー半分と醤油をくわえる。トウガラシをちぎっていれ、トマトもいれる。別鍋にテーブルスプーン一杯の水か野菜のスープストックをとり、クミンのシード、のこりのターメリックパウダー、ニンニク、タマネギを柔らかくなるまで煮る。煮えたらコリアンダーをくわえ、レンズマメの鍋にいれる。ふたをしたまま弱火でトロトロと、必要に応じて水をたしながら四〇分から一時間煮こむ。鍋を火からおろしたところで、アマニ油をふりかける。

★野菜と根菜の調理法のアイデア

アマニ油は加熱する料理に使えないので、野菜を炒めたり、スープにしたりするときには、オリーブオイルを使うようにしよう。

●焼きブロッコリー（一～二人分）

《材料》

ブロッコリー一～二個を房ごとにわける　オリーブオイル　きざみノリかコショウ　みじん切りのニンニク二かけ　カイエンヌペッパーか粉トウガラシ適量　テーブルスプーン一杯のゴマ

ブロッコリーをオーブン（トースター）のトレイにのせ、全体にオリーブオイルと調味料をふりかける。あとは中火で一〇～二〇分かけて、パリッとした感じになるまで焼く。

この調理法は、どんな野菜にも使えるし、のこった温野菜にも使うことができる。

ニンジン、カブ、ダイコン、サツマイモ、ジャガイモ、根用セロリのような根菜類も、オリーブオイルをたっぷり使って焼きあげると、栄養分を豊富に利用できて、消化にもよい。もちろん煮ても、ゆでてもいいし、すりおろしてマッシュ状にしてもよい。

ブロッコリー、ニンジン、ジャガイモ、サツマイモ、オクラ、パースニップ（セリ科の野菜）、ケールのような好みの野菜の皮をむいて、サイの目に切る。それを材料にしたシチューとスープの中間のような調理法を考えてみよう。このカレーは、じっくり煮こめば煮こむほど、おいしくなる。とくに一晩たつと味が引きたつだろう。大きめのシチュー鍋を使って、いっぱいになるまで野菜をいれ、野菜のスープストックをたっぷりとくわえよう。トロリとしてきたあとでも、スープストックをたせば風味づけができる。

● マイルドな野菜カレー（三～四人分）

《材料》

好みの野菜類　ライム一個のしぼり汁　きざんだマンゴー一個　きざんだ生のコリアンダー　タネをとってきざんだトウガラシ二本　みじん切りにしたショウガ　ティースプーン二杯のガラムマサラ　二カップの野菜のスープストック　テーブルスプーン二杯のココナッツミルクかスライスしたアーモンド

ジョッキにライムのしぼり汁、マンゴー、スパイス類、ハーブ類をいれてブレンドしておく。大きな鍋に野菜をいれ、たっぷりのスープストックをいれてから、ジョッキの中身をくわえて、かきまぜる。鍋にふたをして、弱火で一時間ばかり煮る。余熱で煮汁が野菜にしみこむのを待つ。それを温めなおし、鍋をおろす直前にココナッツミルクかアーモンドをくわえ、たきあげた玄米とともに食べる。カレーにゴマをかけてもいい。

べつのスパイスを使って、野菜カレーに似たシチューをつくることもできる。好みの野菜を使って、マグカップに二杯分くらいのスープストックで煮こむのだが、そのときに以下のソースをくわえるようにしよう。

● エキゾティックなソース

《材料》

みじん切りにしたタマネギ一個　みじん切りのニンニク一～二かけ　こまかくきざんだレモングラス一本　生のライムの葉三～四枚　スイートバジル　タネをとってきざんだトウガラシ　テーブルスプーン一杯のココナッツミルク

すべての材料をミキサーにかける。もっとなめらかにしたければ、さらに豆乳かココナッツミルクをくわえる。これらのスパイスは、どれも解毒に効力を発揮する。

★夕食用のスープのアイデア

● 赤ピーマンのスープ（二人分）

《材料》

みじん切りにしたタマネギ一個　みじん切りのニンニク三かけ　皮をむいてサイの目にしたサツマイモ一本　ティースプーン二杯のパプリカ（香辛料）　ティースプーン

二分の一のチリパウダーかティースプーン一杯のカイエンヌペッパー　テーブルスプーン二杯のみじん切りの生のコリアンダー　せん切りのキャベツ二カップ　汁いりのトマトの缶詰二缶　野菜のスープストック五カップ　テーブルスプーン一杯のハチミツ　タネをとってきざんだトウガラシ一〜二本　テーブルスプーン二杯のオリーブオイル　タネをとってきざんだ赤ピーマン二個　二分の一カップのココナッツミルク　醤油かコショウ

トウガラシ、ニンニク、ハチミツ、ココナッツミルク、醤油かコショウ以外のスパイスと調味料を、テーブルスプーン二〜三杯の水で五分間加熱する。キャベツ、トマト、タマネギ、サツマイモ、トウガラシ、スープストック、ニンニク、ハチミツをくわえて、野菜に火が通るまで煮こむ。火をとめたら、テーブルスプーン一杯のオリーブオイルをふりかける。のこりのオリーブオイルで、ピーマンが柔らかくなるまで炒める。このピーマンをスープにくわえ、ココナッツミルクと醤油かコショウで調味し、さめたら裏ごしする。食べるときに、もう一度温めよう。

● ニンジンとコリアンダーのスープ（二人分）

《材料》

みじん切りにしたタマネギ一個　テーブルスプーン一〜二杯のオリーブオイル　押し

つぶしたニンニク三かけ　マージョラムを生ならテーブルスプーン二杯、乾燥品ならティースプーン一杯　生のコリアンダーのみじん切りをテーブルスプーン三杯　角切りにしたニンジン六本　角切りにしたサツマイモ一本　カイエンヌペッパーか醤油
野菜のスープストック四カップ

テーブルスプーン一杯のオリーブオイルで、タマネギを五分間炒めてから、ニンニク、マージョラム、コリアンダーをくわえて、さらに一分間火を通す。さらに、ニンジンとサツマイモをいれて一〜二分間炒めたら、全体を大きなシチュー鍋にとる。スープストックをいれ、沸とうさせてから火を弱めて煮こむ。調味料をくわえ、冷めたら裏ごしする。食べるときに温めなおし、コリアンダーをふりかける。

●ヘルシーな野菜スープ（一〜二人分）

オーガニックな野菜を固形スープの素で煮ると、からだが温まって、おなかもいっぱいになるスープをつくることができる。固形スープの素が溶けたら、こまかく切った好みの野菜をシチュー鍋にとり、スープストックをくわえる。ニンニク、ハーブ、スパイス、調味料をたして、一時間ばかり弱火で煮こむ。水分がたっぷりあるか確認しよう。オイルはいっさい使わないので、風味は少し薄くなるが、浄化作用はすばらしい。もっとボリュームがほしかったら、豆類か玄米をいれることにしよう。

★米の代用になる材料

●キビはどんな料理に使えるか

5章でも説明したように、解毒作用ではキビは穀類の王さまである。これを調理するときは、玄米よりもずっと多くの水が必要になる。ふつうは、キビ一カップに水三カップの割合だが、試行錯誤してみてほしい。玄米の代役としてスープやシチューにくわえたり、副食物にしたりもできるが、食卓の主役にすることもできる。舌ざわりと味をよくするには、事前に少量のオリーブオイルで炒めておくといい。

●カボチャとキビのシチュー（四人分）

《材料》

みじん切りのタマネギ二分の一個　サイの目に切ったニンジン二本　角切りにしたブロッコリー一個　角切りにしたカボチャ四分の一個　キビ二カップ　水六カップ　好みの調味料　炒ったゴマ

野菜類を大きなシチュー鍋にとり、キビと水をくわえる。ふたをして沸とうさせたら、弱火で三〇分ほど煮こむ。調味料で味つけし、ゴマのペーストか炒ったゴマを散らす。

●キノアと野菜のソース（一〜二人分）

《材料》

キノア二分の一カップ　水一カップ　テーブルスプーン一杯のオリーブオイル　みじん切りにしたタマネギ一個　きざんだ生のコリアンダー二分の一束　タネをとってきざんだトウガラシ一本　こまかくきざんだピーマンなど好みの野菜　汁つきのきざんだトマトの缶詰一缶

ペルー原産の栄養豊かなアカザ科の穀物キノアは、調理すると二倍の量になるので、あまり多くの量を使う必要はない。キノアと水をフライパンにとって沸とうさせる。あとは弱火で一〇〜一五分煮たら、水をきっておく。別鍋にオリーブオイルをとって、タマネギをしんなりするまで炒め、コリアンダーとトウガラシをくわえる。一分くらい待ってから好みの野菜をいれ、ふたをして五〜一〇分間煮る。最後にトマトをいれて、もう一〇分間火を通す。このとおりの時間で仕上がると、キノアが食べごろになっているだろうから、以上のソースをかけて食べよう。

●オリーブと乾燥トマトのポレンタ（二人分）

《材料》

豆乳四カップ　テーブルスプーン一杯のオリーブオイル　醤油　ポレンタ一・五カッ

プ　タネをとってきざんだブラックオリーブ一〇粒　水をきってみじん切りにした乾燥トマト六個　みじん切りにした生のバジル一束

現在、トウモロコシからできるポレンタは、玄米の味のいい代用品になり、ウイークエンドに使うのに適切な食品になる。豆乳、オリーブオイル、醤油をシチュー鍋にとり、沸とうさせたところで弱火にする。ポレンタをかきまぜながら、少しずつたしていく。三分後にブラックオリーブ、トマト、バジルをくわえ、約一分間かきまぜたら、鍋を火からおろす。おかゆかオートミールのようにクリーミーになっていなかったら、もう少し豆乳か水をたすようにしよう。

このポレンタをまな板にのせ、スプーンの背かヘラを使ってのばす。二〜三時間冷ましておくと固まるので、切りわけられるようになる。ホットプレートかトースターで一切れずつ温めると、スープにそえたおいしい軽食になる。

★デザートにはなにがいいか

いくら自家製でも、解毒に向くデザートは多くない。どうしても必要なら、ほどほどの量のドライフルーツかナッツ類をとるようにしたい。

春と夏のレシピのアイデア

フレッシュなフルーツや野菜のシーズンである。これらを使うジュースや冷製のスープがメーンになるが、浄化には玄米とナッツ類、シード類、豆類を十分にとることを忘れないようにしよう。朝食にはスムージーがいいが、いろいろなスープを考えてみよう。手っとり早く野菜不足をおぎなおうと思ったら、フルーツをブレンドした鉢に、ティースプーン一杯のスピルリナか、健康食品店にあるフリーズドライの小麦をくわえよう。

★さまざまなスープのアイデア

生野菜にミキサーを使うと、どうしても口あたりが悪くなる。ミキサーを使うときは、野菜をこまかくきざんで、きざんだリンゴか少量のハチミツをくわえるようにしよう。粘りけが強かったら、少し水をたせばいいだろう。ジューサーを使うばあいは、フルーツの皮も野菜の皮もむく必要はない。レモンなども丸ごと使うことができる。

●毒素を排出するジュース（一人分）

《材料》

ニンジン四本　キュウリ四分の一本　ホウレンソウ（一カップ）　ティースプーン一

～二杯のアロエの汁
《材料》
ニンジン四本　リンゴ一個　ブロッコリー一個　フェンネルの茎一本　セロリ二本
ショウガ適当量　少量のレモン

● 肝臓をサポートするジュース（一人分）
《材料》
ビート（皮をむく）　セロリ二本　リンゴ二個　ニンジン四本　レモン四分の一　グレープフルーツ二分の一　ショウガ適当量　カイエンヌペッパー一つまみ

● 午後の元気を回復するジュース（一人分）
《材料》
パイナップルのスライス四枚　水二分の一カップ　キュウリ二分の一本　ショウガ適当量　リンゴ二個　ティースプーンに山盛り一杯のスピルリナか青汁

★夏のスープのアイデア

● ガスパッチョ（二人分）

《材料》

みじん切りの赤タマネギ一個　みじん切りのタマネギ二個、皮をむいてタネをとったトマト三～四個　タネをとった赤ピーマン一個　キュウリ一本　テーブルスプーン一～二杯の米酢かリンゴ酢　テーブルスプーン三～四杯のオリーブオイルかアマニ油　ニンニク二かけ　紙パックいりのトマトジュース二分の一　醤油かコショウ　生のパセリかバジルかマージョラムかタイム

タマネギ、トマト、赤ピーマン二分の一、キュウリ二分の一をミキサーにかけて裏ごし、大きなボウルに移す。酢、オリーブオイル、ニンニク、トマトジュースと、好みの調味料をくわえる。のこりの赤ピーマン、キュウリ、ハーブをみじん切りにして散らし、冷蔵庫で二時間ばかり冷やす。クルトンの代わりにヒマワリのシードかゴマを使おう。

● ホウレンソウとアボカドの冷製スープ（二人分）

《材料》

生のホウレンソウの大束を一束（五〇〇グラム）　豆乳二カップ　野菜のスープストック二カップ　完熟したアボカド二個　タバスコ　ライム二個のしぼり汁　醤油かコショウ　飾りつけのパセリ

ホウレンソウの茎をとって、みじん切りにする。テーブルスプーン二杯の水といっしょ

に鍋にとる。ふたをして、中火で五分間温める。豆乳とスープストックをくわえ、ふたをして沸とうさせたら、ときどきかきまぜながら弱火で一〇分間煮る。冷めたところで、裏ごししてボウルにとる。皮をむいてタネをとったアボカドを、少量のスープとまぜて裏ごしする。それをボウルのスープとまぜ、ラップをかけて、冷蔵庫で二時間冷やそう。食べるまえにタバスコ、ライムの汁、好みの調味料で味つけし、パセリをそえる。

●浄化に絶好のクレソンスープ（二人分）

《材料》

野菜のスープストック三カップ　みじん切りのタマネギ三～四個　きざんだ生のハーブのミックス　皮をむいてスライスしたサツマイモ一本　豆乳二分の一カップ　みじん切りのクレソン二束　レモンかライムのしぼり汁　醤油かコショウ

大きなシチュー鍋でカップ一杯のスープストックを温める。タマネギとハーブをいれ、五分間中火で煮る。のこりのスープストックとサツマイモをくわえ、サツマイモに火が通るまで、もう二〇分間煮る。さらにクレソンをいれて二分間煮たら、鍋を火からおろして豆乳をくわえる。よくかきまぜて、冷めるのを待とう。クリーミーになるまでかきまぜ、冷蔵庫で冷やすか温めなおして、レモンかライムの汁をしぼって食べよう。

★野菜料理のアイデア

●タイのサテソースをつけた野菜の串焼き（一人一本か二本）

《材料》

ナス　ズッキーニ　マッシュルーム　アーティチョーク　ピーマン　タマネギ　トマト　サテソース

野菜を角切りにし、トマトは適当な大きさに切って、それぞれ串にさし、刷毛でオリーブオイルを塗って、焼き網で焼く。サテソースはティースプーン二杯のピーナッツバターと、ティースプーン一杯のタイソースをまぜてつくる。濃ければ豆乳か水で薄めることができる。このソースを熱々の串焼きにかける。

●カラフルな焼き野菜（二人分）

《材料》

赤ピーマン・黄ピーマン・オレンジ色のピーマンを一個ずつ　ナス一個　ズッキーニ二個　大きな赤タマネギ一個　トマト四個　押しつぶしたニンニク三かけ　テーブルスプーン一〜二杯のオリーブオイル　醤油かコショウ　レモンのしぼり汁一個分かテーブルスプーン一杯の米酢かリンゴ酢

ピーマンのタネをとって四つ割りにする。ほかの野菜はぶつ切りにして皿にとる。ニンニク、醤油、コショウで調味し、全体に少量のオリーブオイルをふりかける。そして鍋にとり、火が通るまで弱火か中火で焼く。焦げないように、オリーブオイルを塗る必要があるだろう。焼きあがったらレモンの汁と、のこりのオリーブオイルをかける。鍋のなかでマリネしながら冷やす。

★野菜サラダのアイデア

野菜サラダのまえに、タマゴを使わない魅力的なマヨネーズと、クリーミーなフレンチドレッシングを紹介しておこう。生野菜にかけるとすばらしい。

●タマゴを使わないマヨネーズ

《材料》

ティースプーン一杯のケイパー　押しつぶしたニンニク二かけ　テーブルスプーン二杯のレモンのしぼり汁　ティースプーン二分の一杯のフレンチマスタード　テーブルスプーン一杯の米酢かリンゴ酢　醤油　テーブルスプーン一〜二杯のオリーブオイルかアマニ油　絹ごし豆腐半丁（二八〇グラム）

ぜんぶをミキサーでまぜ、味が濃かったら豆乳か水で薄める。

●フレンチドレッシング

《材料》

ティースプーン二杯の米酢かリンゴ酢　レモンのしぼり汁少々　ティースプーン二分の一のハチミツ　マスタードパウダー一つまみ　押しつぶしたニンニク一かけ　テーブルスプーン三～四杯のオリーブオイルかアマニ油　醤油

材料をネジぶたのついたビンにいれ、ふたを閉めて力いっぱいふる。冷蔵庫で保存すれば二～三日もつので、よくふって使うようにしよう。

●夏のサラダ二種（二人分）

《材料》

サラダ用の葉野菜一パック　クレソン一束　すりおろしたニンジン一本　タネをとってスライスしたピーマン二分の一　完熟したアボカドのスライス一個　みじん切りのタマネギ四個　みじん切りの乾燥トマト二個

葉野菜、クレソン、ニンジンを大皿にとってまぜる。ピーマンとアボカドを乗せ、タマネギと乾燥トマトを散らして、好みのドレッシングをかける。

《材料》

小ぶりなサヤインゲン一パック　房にわけたブロッコリー一個　皮をむいてスライスしたニンジン二本　みじん切りのフェンネル一本　スライスしたキュウリ二分の一　調理ずみのビートのスライス一個　サラダ用の葉野菜一パック　みじん切りのタマネギ二個

サヤインゲンとブロッコリーをゆでて冷やす。葉野菜を敷いて、サヤインゲン、ブロッコリー、ニンジン、フェンネル、キュウリ、ビートを盛りつける。タマネギを散らし、ドレッシングをかける。栄養価を高めるために、ゴマかマツの実をそえる。

● アボカドソースをそえたアズキのサラダ（二人分）

《材料》

汁をとった調理ずみのアズキの缶詰一缶　みじん切りのキュウリ二分の一　みじん切りのトマト二個　みじん切りのセロリ一本　みじん切りのタマネギ一個　生のバジルかチャイブ　アボカドソース（秋と冬の項で説明ずみ）

ボウルのなかで、ぜんぶをいっしょにして、アボカドソースをかける。

● マメのミックスサラダ（二人分）

《材料》

調理ずみの好みのマメの缶詰一缶分　みじん切りの赤タマネギ一個　テーブルスプーン一杯のみじん切りのパセリ

ボウルのなかで、ぜんぶをいっしょにして、ドレッシングをかける。

●玄米とシイタケのサラダ（二人分）

《材料》

みじん切りの赤タマネギ一個　スライスしたシイタケ一パック　サイの目に切ったトマト二個　角切りのキュウリ二分の一　みじん切りのタマネギ一個　テーブルスプーン一杯のみじん切りのパセリ　調理した玄米一カップ

少量のオリーブオイルで、赤タマネギをアメ色になるまで炒める。シイタケをいれて火を通す。以上が冷めたら、ほかの材料とあわせてドレッシングをかける。

《訳者あとがき》

月曜日の突然死を避けるための心構え

月曜日に突然死が多いことが、新聞やＴＶでもとりあげられるようになった。わたしの身のまわりでも、このような事件がなんどかおきて、友人間で、どうも月曜日は用心しなければならないらしい、という話題が交わされるようになっている。重い病気があるばあいをべつにすれば、突然死の原因には脳卒中と心筋梗塞が多いという。

さらに、厚生労働省が二〇〇五年一月二八日にまとめた「自殺死亡統計の概況」でも、〇三年に自殺で亡くなった人たちのうちで、男女ともに月曜日に亡くなる人が多いことが示されている。いずれにしても、少なくとも日本の現状では、新しい一週間がはじまる月曜日が、けっして明るくないということができる。

自殺する人はともかくとして、月曜日の突然死を避けるには、ウイークエンドのすごし方に大きなキーがあるのではないだろうか。自殺する人にしても、心労（つまり、精神的ないきづまり）

が原因の大半だろうから、ウイークエンドのすごし方しだいで避けられるのではないだろうか。

そう思っていた矢先に、『ウイークエンドの48時間を使って、心身ともにリフレッシュする方法』という本書にぶつかった。この本の最大の特色は、わずかな時間だけ生活を変えればいいことと、無理をしないですむことにある。これまでの大半の健康本では、野菜を食べようとか、運動をしようというようなことが書かれていても、その理由までは深く説明されていなかった。健康になるために、生活を変えようとすれば、理由に納得できないかぎり長くつづけることはできない。その点で、この本は細胞のレベルや、免疫系の作用にまで立ちいって解説していて、深く納得させせる説得力がある。

今日の世界の医学界の趨勢《すうせい》は、病気にかからないようにしようという「予防医学」にある。そこでは正統な西洋医学と同時に、個人のライフスタイルが問題になる。そして、全体医療とか代替医療の成果が反映される。日本の医学界でも、このような考え方がやっととりいれられるようになり、その代表的な医師として、埼玉県川越市にある帯津三敬病院の帯津良一名誉院長が知られている。

しかし、全体医療や代替医療の分野では、なんといっても、この本の著者が住むイギリスが、世界でも最高のレベルにある。そのイギリスでクリニックを開き、マスコミの世界でも長く活躍してきた著者の視野は広く、これまでの医療界が蓄積してきた知識に支えられている。一読して驚いたのは、内容がアメリカやヨーロッパの代表的なガンセンターの治療方針と一致していることだった。たとえば、アメリカのサイモントン・ガンセンターのような、現代医学のガン治療の限界を知りつくした施設では、この本に書かれている多くのことが実行されている。

現代の物質的に豊かな生活を享受しているわれわれには、なによりも生活を楽しむ必要がある。いまは医療行為でも、生活の質（クオリティー・オブ・ライフ）を優先せざるをえない時代になっている。だから、いくら健康のためとはいっても、生活の質を犠牲にしたり、苦しさに耐えたり、ストイックな思いをしたりする方法では意味がない。そうした点では、この本の主張には無理がないし、たとえば一日に二リットルの水をとろうという提案を実行するだけでも、大きな成果を期待できる。ちなみに、アメリカの代表的ないくつかのガン治療センターでも、患者に一日に二リットルの水をとらせて、免疫力を高める方法が実践されている。

もちろん、著者の提案にしたがって、ウイークエンドの浄化法を、一度だけでも実践してみることが大切である。そうすれば、どの方法が自分に有効で、どの方法を試みると元気がでるかがわかるだろう。この本のなかで、気にいった項目のいくつかを実行するだけでも、生活の様相は大きく変わるにちがいない。健康であるためには、そのようなわずかの自覚がものをいうように思われる。

最後になったが、日本赤十字社医療センターの消化器内科部長・中田良先生には、本書の監修の労をおとりいただき、適切な序文をいただいた。ヨガ（10章）については、成瀬ヨーガグループの成瀬雅春、桜井ひさみ両氏にレクチャーしていただいた。また編集面では、風雲舎の代表取締役山平松生さんに、行き届いたお心遣いをいただいた。ともに厚くお礼申しあげたい。

藤野邦夫

二〇〇五年六月

スージー・グラント

イギリスに生まれ、イギリスに在住。ＴＶとラジオのジャーナリストや司会者として、20年以上にわたって活躍した。ストレスの多い生活を切りぬけるために、栄養学のセラピストとしての訓練を受け、ロンドンとブライトンで、クリニックを開いて治療にあたっている。健康問題について執筆するとともに、ＴＶやラジオにも定期的に出演する。ほかの著書に『48時間のダイエット』がある。 http://www.benatural.co.uk/

藤野邦夫（ふじの・くにお）

1935年、石川県に生まれる。早稲田大学フランス文学科卒業、同大学院中退。東京大学講師、女子栄養大学講師などを勤めた。著書に『現代日本の陶芸家と作品』『幸せ暮らしの歳時記』など。訳書に、Ｊ・ピアジェ、Ｒ・ガルシア『精神発生と科学史』、エリザベート・ルディネスコ『ジャック・ラカン伝』、シャルル・ブーロー『構図法』、ＩＮＡＯ編『フランスワイン大全』などがある。

48時《じ》間《かん》浄化法《リフレッシュメント》

初刷　２００５年7月15日

著　者　スージー・グラント

訳　者　藤《ふじ》野《の》邦《くに》夫《お》

発行人　山平松生

発行所　株式会社 風雲舎

〒162−0805　東京都新宿区矢来町122　矢来第2ビル
電話　〇三−三二六九−一五一五（代）
注文専用　〇一二〇−三六六−五一五
ＦＡＸ　〇三−三二六九−一六〇六
振替　〇〇一六〇−一−七二七七六
URL　http://www.fuun-sha.co.jp/
E-mail mail@fuun-sha.co.jp

印刷　小野塚印刷株式会社

製本　株式会社難波製本

落丁・乱丁はお取り替えいたします。（検印廃止）

ISBN4-938939-37-1

風雲舎の本

ストン！
……あなたの願いがかなう瞬間（とき）……

藤川清美

念じつづければ、願いがかなう瞬間がやってくる。それが、ストン！ だ。「潜在意識」にお任せし、ひらめき（シンクロニシティ）をつかめば、きっとあなたにも成功が待っている。（定価1470円）

ボロボロになった覇権国家
……次を狙う列強の野望と日本の選択……

国際関係アナリスト　北野幸伯

逆から見ると、ことの真相がはっきり見える。クレムリンの視点から、世界再編バトルの実相を見ると、あっと驚くことばかり。アメリカの天領と化したニッポン人に、必読の書。（定価1575円）

気功的人間になりませんか
……ガンとどうつき合うか……

帯津三敬病院院長　帯津良一

ガン医師が見た理想的なライフスタイルとは何か。あなたは自然治癒力を信じますか。それを高める日々を生きていますか。他人の「場」や自然の「場」を敬っていますか。このどれかに当てはまるなら、あなたは「気功的人間」です。（定価1680円）

宇宙方程式の研究
……小林正観の不思議な世界……

小林正観VS.山平松生（インタビュー）

時代の語り部・小林正観の不思議な世界。1年350日、全国津々浦々をひょうひょうと歩く旅人。この人に触れて、たくさんの人が生き方を変え、人生観をあらためます。（定価1500円）